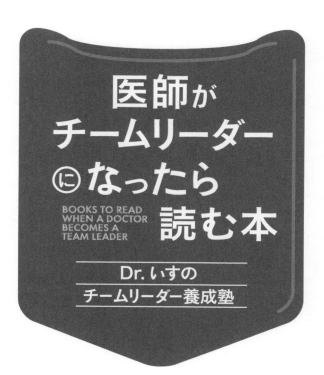

医師が チームリーダー に なったら 読む本

BOOKS TO READ
WHEN A DOCTOR
BECOMES A
TEAM LEADER

Dr. いすの
チームリーダー養成塾

井須 豊彦

釧路ろうさい病院 脳神経外科部長・
末梢神経外科センター長

JN120931

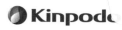
Kinpodo

医師にも医師以外にも、リーダーシップについて考える全ての方に本書を推薦します

富山大学脳神経外科　教授　黒田　敏

　このたび、井須豊彦先生が「医師がチームリーダーになったら読む本　Dr.いすのチームリーダー養成塾」を発刊しました。井須先生は、長年、北海道大学、そして釧路労災病院脳神経外科で、主として脊髄疾患および末梢神経疾患などの分野で大きな足跡を残してきました。井須先生が開発した背骨や脊髄の新しい画像診断法、新しい手術法は、日本のみならず世界で広く応用されています。最近では、われわれ日本の脳神経外科医がこれまであまり扱ってこなかった末梢神経の疾患にも新たな風を吹き込んでいます。井須先生の思想、診断や治療を学ぼうと全国から多数の若者が釧路に集結していますが、それは井須先生の頭脳や技術のみならず、そのお人柄やリーダーシップに魅了されての結果でもあります。

　本書は、そんな井須先生が長年試行錯誤しながら築き上げてきたリーダーシップ論をご自身の経験を振り返りながら、われわれに平易かつ分かりやすく、そして余すところなく解説してくれています。学生の頃から井須先生のもとで学んできた者の一人として、膝を叩きたくなる箇所が満載の「リーダーシップ指南本」です。その内容は普遍的で、医師にかぎらず、あらゆる分野でリーダーシップを学ぶ方々にとっても得るところの多いもので、自信を持って本書をお薦めしたいと思います。

2022年11月　立山を眺めながら記す

推薦のことば

釧路ろうさい病院　副院長　宮城島拓人

啓発本やハウツー本があまた出回っている世の中で、医師という集団のチームリーダーを目指す医師たちへの指南書というのはあまり聞いたことがない。

かなりマニアックなものと思われがちだが、ところが、井須豊彦先生はそれをこともなげにやってのけた。自身の成長の記録をふんだんに暴露しつつ、その失敗経験と成功経験をわかりやすく解説しながら、それをもとに理想のチームリーダー像を作り上げていく。

医師という閉じられた集団を医療という分野のなかで、どうマネージメントするかという命題に迫りつつも、その結論は、あらゆる分野のあらゆる集団のリーダーはいかにあるべきかに通ずるものである。

そういう意味では、この本は医師への献本にとどまらない懐の深さを感じる。是非、人をまとめる役割を担っているすべての人に読んでいただきたいものである。

物語（おそらく、そういう呼称が適当かもしれない）の舞台の多くは、釧路ろうさい病院である。日本の北の端の北海道、そのさらに東の端の道東（東北海道）という壮大な面積だけを誇る過疎地域に釧路市という一地方都市がある。東京や札幌から遠く離れた地で、医療の均てん化を目指すだけにとどまらず、脊髄末梢神経外科で日本一のパフォーマンスを目指す井須軍団がどうして生まれたのか。この本を紐解けばその解はおのずと見えてくる。

そこには、仲間と共に大きくなるチームリーダーの器がある。そして、チームリーダーの究極の目的は、そこに住む患者さんの幸せにあることを、読了とともに感じることができるのである。

井須ワールドの真骨頂がここにある。

医師同士をまとめられず
苦労しているあなたへ

・ 医師同士のチームワークが大切な理由

　医師は病気を患い、辛い思いをしている患者から苦しみをとってあげたいと思っている。病気を治せないまでも、辛さを少しでも軽減させようとしてきた。ただ、従来の医療行為は医師と患者の対面関係が基本で、医師同士のチームワークを想定していなかった。私も医学部でそのような教育を受けてこなかった。

　医師のチームリーダーは自らも現場で働きながらチームを率いる必要がある。医療技術の進歩とともに診療分野が細分化し、患者の要求も高くなってきた昨今では、以前のように、一人の医師（例えばチームリーダー）だけがいくら頑張っても患者に最良の医療を提供することはできず、患者満足度も高めることができなくなってきた。このことをチームリーダーは自覚すべきである。

　また、適切な医療環境を患者に提供するには、医師が行う〈病気を治す医療〉だけでは不十分で、患者に寄り添い、支える医療の視点も必要である。そのためには、適切かつ高度な治療に加え、医師、看護師、薬剤師、理学療法士、臨床検査技師、診療放射線技師などの医療スタッフ全員の力を結集し、チーム医療を行うことが求められている。

　ただ、医師の中には、他の医療スタッフよりも自分の仕事に邁進しすぎて全体を見ることができなかったり、自己主張をしすぎてチームワークを乱す

傾向があったりするものもいる。医師同士がまとまっていない中で医療スタッフをまとめることは、至難のわざであり、患者へ良好な医療を提供することにも影響してしまう。結果的に、日常の多忙な業務の中で、様々なタイプの医師達をまとめていくという〈本業ではない作業〉に追われたり、頭を悩ませたりしていないだろうか。

・どのようなチームリーダーになりたいですか？

　医師のチームリーダーになってはみたものの、どのように部下の医師をまとめたらいいか悩んでいる医師は非常に多い。

　私は、学生時代から学級委員長やサークルの部長になったことさえなかったが、突然、地方病院脳神経外科の部長になり、悪戦苦闘し、悩みながら歩んできた。その間、自己中心的な医師たちを見事にまとめ上げたチームリーダーや、まとめきれず苦労していたチームリーダーたちを数多く見てきた。そこには絶対的なチームリーダーの正解はなく、自分にあったチームリーダー像を見つけていく葛藤を垣間見てきた。

　どのようなチームリーダーになるにせよ、目標をかかげ、仲間を育て、チームをまとめることが必要である。医師がチームを組んで仕事をすることで、自分一人ではできないことができるようになったり、患者がよくなった時の喜びを他の医師と共有できたりするという素晴らしい側面もある。チームリーダーとして辛いこともあるが、チーム―リーダーという立場でしか味わえない喜びもあるはずである。

　ぜひ、本書に書かれている様々な教訓や提案をもとに、自分らしいチームリーダー像を作っていただきたい。

井須豊彦

セクション1　私が歩んだチームリーダーへの道

1　医師としての出発点：関わった多くのリーダーを紐解く

2 チームリーダーとしての出発点：自分の振る舞いを紐解く

3 私が出会った優れたリーダーたち

セクション3　チームリーダーを楽しもう！これからのリーダーに期待すること

本書の発行にあたり，ご協力いただいた方々

金　景成　　　日本医科大学千葉北総病院 脳神経外科部長
千住緒美　　　佐世保中央病院 脳神経外科
藤原史明　　　白十字病院 脳神経外科

（五十音順・敬称略）

私が歩んだ
チームリーダーへの道

医師としての出発点：
関わった多くのリーダーを紐解く

1 念願の医学部に入学したが…

　私は札幌で生まれ、札幌農学校（現北海道大学）初代教頭ウィリアム・スミス・クラーク博士が残した〈少年よ、大志を抱け〉（今流で言うと「少年、少女よ、大志を抱け」だろうか）というフレーズに憧れ、北海道大学医学部を目指した。小さい頃は病弱でいつも病院通いだったのと、近い親類を子宮がんで亡くし、がんを撲滅する研究をしたかったためである。

　受験シーズンを迎えると、思い出すことがある。
　北大医学部の入試前夜、私は39度を超える高熱で体調を崩した。夜間の救急体制が整っていなかった当時、母親は近くに住む国立病院の医師に診察をお願いした。先生は深夜にもかかわらず、快く診察して薬を処方してくれた。不安でいっぱいの私の体に当てられた聴診器の感覚は、今でも忘れられない。おかげで、体調が悪いながらもどうにか試験を受け、北大医学部に合格できた。

今から思うと、診療に疲れ、寝ようとしていた時に、突然、連絡があり、病院の仕事でもないのに迷惑であったと察する。高校生であった私には医師がどんな生活をしているかわからなかったが、単に、一人の受験生として救われた気持ちになった。医療の原点を見た思いである。

　医学部に入り、2年生まで真面目に勉強したが、3年生の時に学園紛争で授業がなくなり、（正直に言うと）卒業まで活字を見た記憶があまりない。
　その間、北大全学の文科系サークル（ドイツ語研究会）で仲間たちとの交流を深めた。医学部の2年先輩であるH部長（元・北大生理学教室の教授）は、いろいろな学部の部員を取りまとめ、ドイツ語もでき、部員を引っ張る統率力があり、当時の私にはとても輝いて見えた。
　部長はプライベートでも様々な部員の相談に乗ったりして皆に頼られ、まさに理想的なチームリーダーであった。学園紛争で部員の多くは行き場を失っていたが、チームリーダーとして部員同士の交流の場を提供し、部長自身も学生生活を楽しんでいたのだと思う。

2 外科医に向いていないと言われた衝撃！

　どうにか医学部を卒業し、国家試験に受かったものの、教授会に逆らってばかりいた我々は教授たちから毛嫌いされていたため、大学に残ってがんの研究をするという思いは果たせなかった。そんな中、脳神経外科初代教授の都留美都雄先生だけは、我々を温かく迎え入れてくれた。

　アメリカ帰りの都留先生の教室はとてもアットホームで「この教室だったら、大学に残りたい」と思えた．昔から手先が器用でなく、「外科医に向いていない」と周りから言われていた私であったが、ポリクリ（病院での学生実習）の時に脳を見て素晴らしいと思ったことも重なり、脳神経外科の道に入ってしまった。

　入局後2年間は北大脳神経外科で研修し、3年目に旭川赤十字病院脳神経外科へ派遣された．当時、同院は手術件数が非常に多く、T部長の人柄も反映し、大学と比べ自由な雰囲気で若手に人気のある施設であった（脳神経外科 6 名体制。当時は数名の施設が大半であった）。

　T部長は常に冷静で手術が上手く、決して部下を怒鳴ったりせず、ゆっくり諭すように教育していた。慌ただしい、気の滅入るような日々でも、脳神経外科医の神髄に触れることができたように感じた。

　しかし私の実情は日々の診療で精一杯で、先輩医師には「手術が上手でない」とか、「皮膚の縫い方が悪い」とかで、いつも怒られてばかりであった。転勤の送別会では、ある先輩医師から「手術ができないから、脳神経外科医には向いていない。科を変えたほうがいい」とまで言われてしまい、脳神経外科医を続ける自信がなくなった。

その当時を振り返ってみると、教育係であった先輩医師はできの悪い私に、いつもイライラしていたのかもしれない。ただ、研修医であった私にもう少し大局的な視点で我慢強く、温かく接してくれても良かったのではとも思ってしまう。研修医の甘えかもしれないが。

POINT

**特に研修医に対しては、
大局的な視点で我慢強く接すること**

　その後、脳神経外科をやめようと思ったが、神経には興味があったので、北大神経内科で 6 カ月間の研修を受けることにした。

　これが良かった。北大神経内科のトップは、脳神経外科T助教授[*1]が兼任しており、とても学問的で研修医、スタッフ、患者にやさしかった。神経内科は、（脳神経外科と違って）ガサツな感じがなく、学術的な雰囲気があり、とても性に合った。

　トップのT先生はスタッフをぐいぐい引っ張るタイプではなかったため、2 番手のH先生がチームのまとめ役になっていた。しかし、当時は治療で良くなる患者が少なく、神経内科の研修を継続する気にはならなかった。

　その頃、劇的な発展を遂げていた画像診断の領域で輝いていた北大放射線科のM先生（脳神経外科で 2 年間研修後に放射線科へ入局。後の北大放射線科教授）に触発され、神経放射線学を学ぼうと思い立った。

　そこで、脳卒中では日本屈指の施設であった秋田県立脳血管研究センター（秋田脳研）放射線科で研修すると決めた。秋田脳研を研修先に選んだ理由は、放射線科部長であったU先生とO先生の論文を読んだ時に「何かが違うぞ」と思ったためである。私は無謀にも、脳神経外科主任教授に無断でU先生に手紙を書いてしまった。後に、破門に値することだと知り恐れおののいたが、そんな折、教授室に呼ばれたその時の都留美都雄先生の言葉が忘れられない。

　「どうして僕に言ってくれなかったの。言ってくれたら、僕が紹介状を書いたのに」とやさしい言葉をかけてくれ、許してくれた。先生のやさしさに心

＊1　当時はまだ「准教授」ではなく、「助教授」と呼ばれていた。

を打たれた。若手が新たな挑戦をするということを理解できたとしても、果たして、自分であったらそのような対応ができたであろうか。

　様々な葛藤や個人的な感情があったとしても、得意分野を伸ばしたり、挑戦を惜しみなくサポートしたりすることはチームリーダーとしては大切なことであると教えられた。

　研修へ行った秋田脳研放射線科では、部長であったU先生が「世界に向けての発信」を掲げ、神経内科や脳神経外科、病理の医師のみならず、放射線科技師や物理学者を見事にまとめ、世界的な仕事をしていた。その間、神経放射線の画像診断に没頭した私は、「身につけた画像診断学を基盤にすれば、脳神経外科医としてやっていけるはずだ」と自信を取り戻し、脳神経外科医に戻る決心をした。

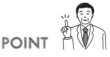

スタッフの得意分野を伸ばす
サポートを惜しみなくすること

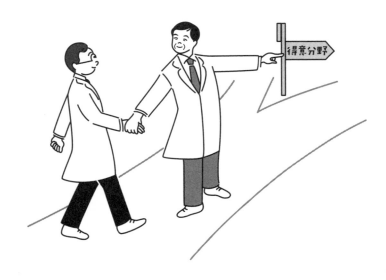

コラム：親父さんと呼ばれていた初代教授との出会い

　初代教授である都留美都雄先生は、アメリカでの脳神経外科研修（アメリカで日本人最初の脳神経外科専門医）を終え、全国3番目の脳神経外科講座を1965（昭和40）年に北海道大学に創設した。

　開設当時、医局員は病院に寝泊まりし、都留先生は医局員から「親父さん」と呼ばれていた。都留先生は学生や研修医にはやさしかったが、スタッフに対しては非常に厳しかった。

　週一回の総回診ではスタッフは皆ぴりぴりとし、時々、都留先生は怒り狂うことがあり、昭和の親父のごとく、ちゃぶ台をひっくり返すようなことも度々であった。

　開設当時の医局スタッフは、脳神経外科そのものをまったく知らず、一からのスタートであったので、スタッフに知識や手術技術を細かく指導する必要があり、「これだけ教えてきたのに」との思いが強かったのかもしれない。ただ、振り返ると、スタッフが成長してきたら温かく見守る心も必要だったのではないだろうか。

　今から思うと「親父と呼んでいたスタッフは親離れできず、初代教授も最後まで子離れできなかった」と感じている。

　我々の世代には、どちらかというと孫のように接してくれたおかげで、おどおどせずにすんだ。同期のK君は著書のなかで、尊敬すべき師匠として2人の脳神経外科医を挙げているが、その一人が初代教授都留美都雄先生である。私にとっても、無断で研修先を見つけた時の先生の恩情に今でも感謝している。

現在、私は北大脳神経外科在籍中に教えられた「患者の話をよく聞き、身体に触れる診察」の重要性を再認識して、多くの仲間とともに身体に触れなければ診断が困難である末梢神経疾患の普及に尽力している。最近ようやく、初代教授都留美都雄先生の弟子の一人になれたと思う今日この頃である。

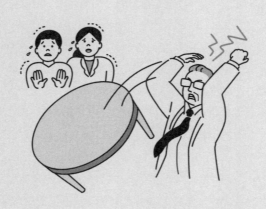

POINT

スタッフとは適度な距離感を保つこと（時には子離れも大切）

4 外科医になって初めて褒められた

　北大脳神経外科の初代脊髄班チーフであったⅠ先生が大学を退職し、室蘭日鋼記念病院脳神経外科に赴任した。室蘭市は札幌から電車で2時間ほどの人口10万人規模の地方都市だったが、私も同院へ赴任することになった。

　同院では、（今では考えられないが）卒後9年目ながら、脳腫瘍、脳動脈瘤、脳血管吻合、内頚動脈剥離、脊椎脊髄手術など、すべての手術を任せてもらえた（後日談だが、私がすべての手術をさせてくれと言ったらしい……）
　当然、Ⅰ先生はすべての手術に助手として入り、やさしく、時に厳しく指導してくれた。後輩のM先生と3人体制であったが、病院スタッフとの関係も良好で、楽しく、充実した医師生活であった。

　そんな中、脊椎手術の際、部長のⅠ先生から「背骨の削り方が上手だ」と褒められた。骨を削る操作は神経を損傷する危険があるため、手術用顕微鏡を用いて、ゆっくり、慎重に行わなければならない。そのため私は、時間をかけてゆっくり、丁寧に手術を行ったため、上手に見えたのかもしれない。
　私には以前、先輩から「手術が下手でどうしようもない」と怒られた経験があったため手術手技に対する劣等感があり、Ⅰ先生の言葉に救われたのだ。
　チームリーダーにとって、スタッフの良いところを見つけ、さりげなく褒めてやり、スタッフを成長させることはとても大事なことだと痛感した。そして、私自身この時のⅠ先生の言葉のおかげで脊椎脊髄手術なら何とか脳神経外科医としてやっていけるかもしれないと思った。

POINT

スタッフの長所を見つけて
伸ばすように努めること

コラム：脳神経外科と脊椎脊髄手術

　脳神経外科医が脊椎脊髄外科を行っていることに疑問に感じている読者のため、少し、脳神経外科のことを解説する。

　わが国における"脳神経外科"の定義は、「脳、脊髄、末梢神経系およびその付属器官（血管、骨、筋肉など）を含めた神経系全般の疾患のなかで、主に外科的治療の対象となりうる疾患について診断、治療を行う医療の一分野」とされ、脳だけでなく脊髄や末梢神経の病気も対象にしている。

　国際的に見ると、多くの国では「神経外科：Neurosurgery」という用語を使っており、欧米では脊椎脊髄手術における脳神経外科医の果たす役割は大きい。

　北大脳神経外科は初代教授の影響もあり、脊椎脊髄外科を積極的に取り入れて診療している。

5 | 専門医としての出発

充実した医師生活を室蘭で送っていたところ、当時、北大脳神経外科講師（その後、北大脳神経外科第3代主任教授）であった2年先輩の岩崎喜信先生[*2]からスタッフとして大学に戻らないかと誘われた。

現状に満足していた私は、再三、断ったが、岩崎先生は**「脊髄グループを共に発展させ、世界一のグループにしよう、そのためには君が必要だ」と言ってくれた。「共に頑張ろう」との一言が私の心を動かした。**医師になって初めて「必要とされている」と感じることができ、嬉しかった。もし「スタッフの席が空いたので戻りたければ戻っても良い」と言われていたら、大学には戻らなかった。

岩崎先生は私の著書『これが私の手術法　脊椎脊髄手術（三輪書店，2007）』に寄せた「推薦のことば」で、「北大脊髄班への所属にかなり難色を示されましたが、救命も確かに大切だが思い通りにならない運動やしびれ痛みの治療も大切な仕事ではないかとかなり長時間、説得して了解を得ることができました」とおっしゃっている。

ただ、室蘭の地で惜しみなく私の面倒をみてくれていた部長のⅠ先生には申し訳ない気持ちでいっぱいであった。Ⅰ先生は北大に戻ることに反対はしなかったが「大学では期待されることが多く、対人関係も複雑であり、それらの重圧に耐えられる覚悟があるなら大学に戻ったらよい」と助言をくださった。

＊2　岩崎嘉信先生は2017年3月23日に逝去された。岩崎先生は私を脊髄外科の道に導いてくれた先輩であり、脊髄外科発展のために共に頑張った同志でもある。北大脳神経外科脊髄グループを共に発展させ、世界一のグループにするという夢は叶えられなかったのが心残りである。

大学で苦労されたI先生のやさしい、重い言葉であったが、私は大学へ戻りスタッフになることにした。

POINT

チームに勧誘する時は
「共に頑張ろう」という思いを伝えよう

6 | 大学スタッフとしての出発

　北大脳神経外科の脊髄班にスタッフとして加わったが、いまだ岩崎先生と2人きりのグループで、医局内でさえ認知されていなかった。

　そこで、神経内科関連の学会に参加して、脊髄関連の演題を発表し続けた。その後、5年後輩のA先生、8年後輩のK先生（現・北海道脳神経外科記念病院院長）とH先生（現・札幌麻生脳神経外科病院院長）が脊髄班に入ってきた。

　彼らは非常に明るく、脊髄班は活気あふれるグループとなり、医局内外で認知されるようになった。

　岩崎先生とは毎日のように新しいアイデアについて議論した。岩崎先生はよく私のアイデアを否定したが、しばらく考えたあげく「じゃあ、それで行こう」と理解してくれた。また私も、脊髄班の後輩を叱咤激励して、ともに多くの論文を書いた。

　そのおかげで、従来、治療が困難であった脊髄空洞症、脊髄髄内腫瘍などの手術症例も増え、北大脊髄班は名実ともに日本をリードするグループになった。

7 突然の転勤

　脊髄班としての仕事が軌道に乗ったころ、1年ほどアメリカのミシガン大学脳神経外科とフロリダ大学脳神経外科に留学した。

　帰国後、突然、当時の主任教授A先生[*3] から、釧路労災病院脳神経外科の部長として赴任するよう命じられた。

　その頃、大学スタッフとして6年しか経っておらず、北海道大学応用電気研究所との共同研究が始まったばかりであり、とても戸惑ったことを覚えている。主任教授からは「大学で好きなことをしてきたのだから、これからは地方病院で地域医療に貢献し、後輩の面倒をみてくれ」と言われ、「くれぐれも、好き勝手なことをしないように（脊髄外科治療のことを言っていると思った）」とも言われた。

　この言葉を受け私は、医局や脊髄班の発展のため尽くしてきたのに、との思いが強い分、無念さがこみあげてきた。さらに、専門であった脊髄外科をあきらめろとの言葉に絶望感を味わった。人事に関しては、個人の思いや自己評価は関係なく、人事権を持ったものの評価が優先されることを悟った。

　当時の一般病院の部長には、サブスペシャリティ（脊髄外科部門など）に特化したものはおらず、振り返ると、そう言わざるを得なかったのかもしれない。また、脊髄班の人数も増えて充実したため、大学講師である私を釧路に派遣するのが最適であると判断したのだろう。

[*3]　A先生は退官後も元気に仕事をされており、釧路労災病院脳神経外科での論文、教科書などの業績集をいつも読んでいただいている。その都度、返信をいただき、業績に関して「北大脳神経外科教室並びに同門の誇りである」と高く評価していただいている。

今も、昔も、大学病院のスタッフの多くは、大学病院を退職した後、一般病院の臨床医として地域医療に貢献し、後輩の教育に尽力している。そのような単なる人事の一つであったとしても、私のように志半ばでチームを離れるものもいるのだ。そんな人のために温かい励ましが必要かもしれないと感じた。

=========================== POINT ===========================

チームから離れる時は
「温かい励まし」も忘れずに

思えば遠くに来たもんだ

　私は札幌市で生まれ育ち、札幌の高校、大学に進学し、北大病院に勤務と、生粋の札幌子だった。しかし、1989（平成元年）10月初旬、突然、北海道の道東にある釧路労災病院の勤務を命ぜられた。札幌で生まれ育ったものとしては、釧路は札幌からはるかに遠い（札幌から約300km）、日本語の通じる異国の地だった。

　当時の釧路は、漁業、炭鉱、製紙工場の町として栄えた面影もなくなっていた。帯広を過ぎると街明かりが急になくなり、暗い夜道を釧路に向かって車を走らせていた光景が今でも忘れられない。これからの人生を暗示しているようで暗い気持ちになったが、釧路市内に入ると、「この地で頑張るのだ」との覚悟がわいてきた。アメリカ留学時、期待と不安にかられながら、デトロイト空港を降り立った時とは大違いであった。デトロイトでは、希望に満ち溢れていた。

　札幌を離れて早いもので30年以上になる。ここまで仕事を続けられたのは多くの患者、同僚医師、病院スタッフのお陰である。私の不安な気持ちを和らげ、励ましてくれた。「捨てる神あれば拾う神あり」ということわざは本当だった。
　釧路では、地道に自分の仕事を続けることがいかに大切かを教えられた。

　最近、私が研修医時代に流行っていた〈思えば遠くへ来たもんだ〉という歌を口ずさむことがある。この歌は1978年に発売された武田鉄也率

いる海援隊の歌である。このフレーズを聴くと、今でもなぜかジーンとしてくる。

　　　思えば遠くへ来たもんだ　故郷離れて六年目
　　　思えば遠くへ来たもんだ　この先どこまでゆくのやら
　　　思えば遠くへ来たもんだ　ここまで一人で来たけれど

　　　　　　　　　　　（海援隊. 思えば遠くへ来たもんだ. 1978年）

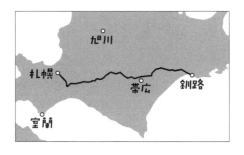

2

チームリーダーとしての出発点：
自分の振る舞いを紐解く

1 理想とは違うリーダーとして

新天地の釧路に赴任した。

教授室で「脊髄外科をあきらめ、地域医療に貢献するように」と言われ「わかりました」と返答はしたが、心の中ではしっくりきていなかった。この時、教授に脊髄外科も頑張ってくれと言われていたら、わだかまりなく釧路に赴任していたのかもしれない。特に人生の分岐点ではリーダーの励ましの一言は身に染みるものである。

とにかく、釧路労災病院赴任当初は教授の言う通り、脊髄外科の専門医の道をあきらめ、地域医療に貢献する外科医になろうと思っていた。

そんな中、脳神経外科外来の受付で職員が、「脳神経外科では腰痛患者を診ません」と説明しているのを見た。患者は、私に診察してもらいたいと何度も懇願していたので、私は診察を中断して患者に謝り診察した。診察の結果、病名は腰部脊柱管狭窄症であり、症状が強かったため、後日、当科で手術を行った。釧路での腰椎手術一例目となった。

この出来事で、私の心の奥底に眠っていた〈脊髄外科を極める〉との強い思いが復活した。

　一方で、院内では私が脊髄外科の専門医であると認識されていないことを実感した。院内での評価は自分自身で行うものではなく、患者や職員がするものであることも痛感した。地域医療では、脳神経外科医には主に脳卒中や頭部外傷などへの救急対応が求められることが多くあり、脊髄外科に特化することは、脳神経外科部長としては不向きであるように思われた。

　先輩達からも脊髄外科に特化することは反対されたが、救急診療は後輩に任せ、脊髄外科を一生の仕事にしようと決めた。そのためには、どうしてもチームが必要となった。

=========================== POINT ===========================
チームリーダーは
ライフワークを持つことも必要
_____

コラム：地方病院の悲哀

　今でも、大学病院や大都会の病院は終着病院、地方都市の病院は途中下車の病院であると多くの人が考えているようである。

　家族が大都会（大学所在地）に住んでいる場合は必ず、当科で治療を望んでいるのか確認するようにしている。以前「わざわざ、こちら（大都会）で手術をしなくても良い」とか「そんなに難しい手術とわかっていたらそちらでは手術をしなかった」と言われたことがある。手術は、手術する病院・外科医を終着病院・外科医と思わなければ手術すべきではないと思っている。

　私は以前、大学病院に勤務していたので、患者・家族の心情はよくわかる。そのため、地方病院に勤務する脳神経外科医の悲哀を時々、経験する。ともに働いている医師、特に大学から派遣されてきた医師も私と同様に感じているのかもしれない。

　自己評価では、診断や手術の技量は大学当時よりはるかに優れているが、患者、家族からみればそうではない。外科医の実力の評価は患者・家族がするものである（自己評価をしてはいけない）。

　現在、私は地方都市に勤務する外科医であるが、「私に治療（薬物治療・神経ブロック・手術を含めた治療）をしてもらいたい」と思われるような外科医になりたい。

POINT

チームリーダーは与えられた環境下で最善を尽くすこと

　脊髄外科に関しては、大学から派遣された研修医とともに診療を行った。画期的な低侵襲手術法を開発し、脊髄外科手術をアピールして患者を集めた。

　釧路労災病院での業績をアピールすることも重要と考え、英語論文も多数書いた。当然ながら、釧路を離れた仲間の医師であっても、論文に関与している場合は共著に加えた。

　脊髄外科治療に専念するため、救急診療を後輩に任せた。皆一生懸命に働いてくれ、救急医療を含む脳疾患に対しても最良の医療を提供できていたが、大学派遣の医師は長くても任期は2年と短く、部長が脊髄外科を専門にしている影響で、対外的には脳疾患治療に熱心な病院ではないと思われてしまっていた。そのため、医師の数を増やすこと、救急医療を含む脳疾患治療のリーダーを確保することが急務であった。

　釧路に赴任時、大学教授からは手術件数が増え、学術的業績が上がれば、スタッフの人数を増やすと言われたが、手術件数と学術的業績が飛躍的に伸びでも、一向に人は増えず、人数を減らされた時期もあった。

　2002年（釧路赴任13年後）いろいろと考え、旭川赤十字病院脳神経外科に勤務していた14歳後輩のI先生を勧誘した。

　I先生は当時、私の同期で脳神経外科医として有名なK君のもとで修業していた。手術技術は優れ、脳だけでなく脊髄外科もこなす優秀な外科医であった。私のチームリーダーとして初めての勧誘であった。**「釧路労災病院では脊髄外科以外をすべて任せるので、道東地区医療のために共に頑張ろう」**と勧誘した。

もともと、旭川市出身のため、来てくれるかどうか不安だったが、快く釧路へ赴任してくれた。今では「一生、道東地区の脳神経外科医療を担う覚悟がある」と言ってくれる頼もしい後輩。勧誘してほんとによかったと思っている。

POINT

チームに勧誘する時は「あなたが必要である」　　という思いをしっかり伝えよう

3 チームリーダーとライフワーク

　I先生の赴任により、脊髄外科に専念できたが、共に脊髄外科を極める外科医がいなかった。北大では脊髄班として多くの仲間とともに充実した生活を送っていたが、釧路では寂しく一人ぼっちで脊髄外科を行っていた。

　身体にやさしい低侵襲手術法の開発により、脊椎脊髄疾患の手術件数は飛躍的に増え、釧路労災病院脳神経外科は全国的にも脊椎脊髄外科専門施設と認知されるようになった。しかし、大学医局からの派遣は期待できず、途方に暮れていたところ、日本医科大学千葉北総病院脳神経外科の金景成先生が当院での研修を希望し、釧路に来てくれた（2004年）。

　最初は、他大学の医師である金景成先生をどのように教育したらよいか戸惑ったが、北大脊髄班の仲間に対して行ったように、臨床研究のテーマを与え、脊髄外科の楽しさを教えた。金景成先生は私の要望に見事にこたえてくれ、今では私の片腕として「いすグループ（P.50参照）」仲間を指導している。

　その後、日本医科大学脳神経外科・岩手医科大学脳神経外科・福岡大学脳神経外科からも順次、研修に来るようになり、いつのまにか釧路の地に脊髄末梢神経外科グループが誕生した。

　研修に来た仲間とともに、画像診断が困難で身体に触れて初めて診断が可能となる腰椎周辺（殿皮神経障害、仙腸関節障害など）、ならびに下肢の末梢神経疾患（腓骨神経障害、足根管症候群など）の診断・治療を精力的に行ってきた。

　2021年、その成果をまとめた「Entrapment Neuropathy of the Lumbar Spine and Lower Limbs」をドイツに本社がある Springer 社から出版した。

長らく、ライフワークを継続できているのは、私が行っている脊髄末梢神経外科に共鳴し、共に発展させてくれた仲間のおかげである。また、釧路の地で脊髄末梢神経外科に専念させてくれている脳神経外科第一部長のI先生をはじめとする病院のスタッフに感謝したい。今後も共に頑張っていきたいと思っている。

POINT

仲間・スタッフに対する
感謝の心を大事にしよう

与えられたポジションでベストを尽くす

　私は、〈与えられたポジションでベストを尽くす〉という言葉が好きである。

　私に置き換えると、どんな病院でも（辺境の地にある釧路労災病院でも）、どんなポスト、境遇でも（体力が衰えた、地方都市に勤務する年配の外科医になっても）、決して愚痴らず、できることを見つけ、その仕事を好きになってきた。

　北大では「一緒に頑張ろう」との一言で、脊髄外科の道に入り、チーム発展のため、多くの仲間を勧誘して頑張った。

　釧路労災病院赴任当初、私の専門である脊髄末梢神経疾患の患者はいなかった。赴任した釧路労災病院でできることが、大学と同じではだめだと思った．そこで、地方病院で一人ぽっちでもできることを模索した。

　たとえば、自家椎体を使用した頚椎前方除圧固定術（Williams-Isu法）[1]や脊髄空洞症を併発したキアリ奇形に対する硬膜外層のみの切除による大後頭孔部減圧術[2] を開発した。両手術法は、共に北大では採用されなかったアイデアであり、患者の負担が軽い低侵襲の手術法である。

　また、10数年前から、原因が特定できない腰痛の原因として、お尻の神経である臀皮神経障害に注目して、ブロック治療や手術療法を行い、良好な手術成績を上げている。殿皮神経障害に代表される腰椎周辺ならびに下肢の末梢神経疾患は画像では診断が困難であるため、身体に触れる診察が必要となる。私のところに研修に来た仲間と多くの英語論文を世に出し発展させている分野であるが、画像中心に診断、治療を行ってきた医師には受け入れがたいのかもしれない。

私は、お尻の神経をみるために脳神経外科医になったわけではないが、お尻の神経である殿皮神経に由来する腰痛に興味を持ってしまった。

　多くの医師は、なかなか好きな仕事・望むポストにつけないものである。与えられたことを好きになれば誰でも好きな仕事につける。最近「いつも楽しそうに仕事しているようでうらやましい。好きな仕事ができて良いですね」と言われることがある。誤解を恐れずに言うと「好きな仕事をしているわけではなく、与えられた環境下でできる仕事を見つけ、その仕事を好きになっている」だけである。
　チームリーダーの多くは、必ずしも恵まれた職場環境で仕事をしているわけではない。不遇を嘆くことなく、与えられた環境下でできる仕事を見つけ、その仕事を好きになり、チームをまとめることこそが、チームリーダーには必要である。

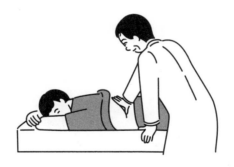

参考文献

1 ）　Isu T, et al. The surgical technique of anterior cervical fusion using bone grafts obtained from cervical vertebral bodies. J Neurosurg 1994; 80: 16-19.
2 ）　Isu T, et al. Foramen magnum decompression with removal of the outer layer of the dura as treatment for syringomyelia occurring with Chiari I malformation. Neurosurgery 1993; 33(4): 849-850.

コラム：中高年医師のチームリーダーよ、大志を抱け

　「少年よ、大志を抱け」は札幌農学校（現北海道大学）の初代教頭ウィリアム・スミス・クラークが残した有名な言葉である。

　多くの医師は、研修医時代に大志を抱き、意気揚々と仕事をしているが、年をとると、体力の衰えとともに、若き日の情熱がなくなり、大志を抱くことがなくなる傾向にある。

　プロスキーヤーの三浦雄一郎氏（北海道大学出身）は70歳を過ぎてからエベレスト登頂に成功した。「老年よ、大志を抱け」と講演し、年をとってもチャレンジし続けることの大切さを強調していた。

　年をとると、若い時には気が付かなかったチームスタッフの気持ちがわかるようになり、物事の善し悪しの判別がつくようになるものである。年を取ることを否定的に考えるのではなく、新たなチームリーダー像を構築できると考えると楽しくなってはきませんか？

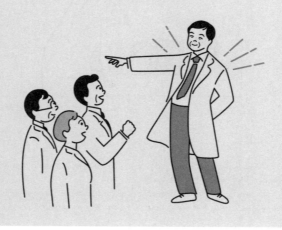

3

私が出会った
優れたリーダーたち

1 外科医でありながら科学者も目指す、信念を持ったリーダー

　K.S.医師との出会いは、彼が大学医学部 5 年生の時である。生まれる前から脳神経外科医を志していたとのことで、私が大学で医局長をしていた時に研修先の病院を紹介したのがきっかけで脳神経外科医局に入ってくれた。

　1 年目から優秀で、私の同期の〈匠の手を持つ外科医〉である K.H.君の目に留まり、彼の下で手術手技を学び、臨床に関する多くの業績を上げ、さらに、神経再生に関する研究でも世界をリードする業績を上げてきた。

　富山大学医学部脳神経外科に主任教授として赴任後も、**外科医であると同時に科学者を目指すべきであるとの強い信念に基づいて**医局員を鼓舞し、多大な業績を上げている。大学のトップになると、ややもすれば臨床とはかけ離れた研究に没頭し、臨床をおろそかにする傾向にあるが、K.S.医師は臨床と研究どちらも精力的に行っている。

　通常、出身校でない大学の主任教授になった場合は、医局員をどのように取りまとめたら良いか苦労するものである。幸い、K.S.医師が富山大学に赴任する前から医局に在籍していた K.N.准教授（現富山赤十字病院脳血管センタ

一長）がK.S.医師をサポートして医局員を取りまとめてくれた。

　K.N.医師は温厚な性格で、以前から医局員に信頼されており、**主任教授と准教授の二人三脚で教室運営がスムーズに行われた**と思われる。

　チームリーダーが大きな目標を掲げ、ぐいぐい引っ張っていくタイプの場合、実践していく過程にはトップダウンも必要だが、現場で一緒に汗をかき、片腕となってサポートしてくれる仲間がいることが大切である。

POINT

チームの核となってサポートしてくれる
片腕を見つけることも大切

多様な生き方を尊重するリーダー

　私の10歳下の後輩にあたる前福岡大学脳神経外科教授I.T.医師である。

　私がアメリカのフロリダ大学脳神経外科に留学した時に知り合い、早いもので30年以上の付き合いになる。帰国後も交流があり、年に一度は釧路へ講演に来ていただき交流を深めてきた。

　福岡大学脳神経外科に赴任してからは、私の専門である脊髄末梢神経外科の話を医局員にする機会が多くなったためか、福岡大学脳神経外科から、脊髄末梢神経外科を研修したい医局員が当院に派遣されるようになり、一段とI.T.医師との付き合いが深くなった。

　最初に釧路に研修に来た医師は女医のS医師である。1カ月程度の研修だったが、殿皮神経障害による腰痛に対するブロック治療を習得し、楽しかった釧路での研修を医局員にアピールしていただいたおかげで、その後も継続して研修医が派遣されている。

　I.T.医師は若い時から人をひきつけ、チームをまとめ上げるのが得意で、福岡大学脳神経外科赴任後、多くの医師が入局し、活気あふれる教室を運営してきた。

　特に女性医師の入局の多さが目につく。脳神経外科は多忙極まりなく、女性医師にはあまり人気がないのだが、**I.T.医師は、女性を含め多様な外科医としての働き方があっても良いのではないかと学生や研修医に問いかけてきた。**

　多忙を極める脳神経外科の中で、私が専門としている脊髄末梢神経疾患の

診療は、緊急対応が少なく、多様な生き方を目指す医師にとって、選択肢の一つなのかもしれない。**チームリーダーは、多様性を許容できる度量を持ってチームをまとめなければならない**と痛感した。

================================= POINT =================================

チームリーダーには
「多様性」を許容する度量も必要

3

絶対にあきらめない
〈匠の手〉を持ったリーダー

　大学医学部同期のK.H.君である。

　大学時代は学園紛争の影響もあり、ほとんど授業に出ていなかったので、脳神経外科医局に入局することになって初めて彼の存在を知った。大学時代から釣り、ラジコン飛行機（今ではドローン）に夢中となり、脳神経外科にあこがれて入局したようである。手術が好きで、研修医時代から卓越した手術手技を持っていた。

　彼は著書のなかで、尊敬すべき師匠として都留美都雄先生（北大脳神経外科初代教授）と伊藤善太郎先生（秋田脳血管研究所脳神経外科部長）をあげている。

　彼は秋田での研修後、北大脳神経外科講師を経て、旭川赤十字病院脳神経外科部長となり、現在では脳神経外科医として確個たる地位を確立した（現札幌禎心会病院脳疾患研究所所長）。秋田で伊藤善太郎先生に卓越した外科医としての才能を評価され「論文は書くな、患者の治療に専念しろ」と言われたようである。

　彼は脳血管疾患の外科治療に関して、豊富なアイディアのもと多くの優れた仕事をしており、多くの手術器具も開発した。北大脳神経外科同門の後輩だけでなく、全国の脳神経外科医が彼のもとで研修し、彼の外科医としての技術のみならず、患者を治すという執念を学び取っている。

　K.H.君は強力なリーダーシップの下でチームをまとめている。

　彼には人間としてのオーラがあり、同期ながら優れたリーダーだと感服している。マスコミで神の手を持つ外科医と言われることに異論を唱え、〈絶対あきらめない匠の手を持った外科医〉と自称している。

彼のもとで研修した多くの医師が彼の業績を論文としてまとめた。その数は膨大である。その中の2人は大学の脳神経外科講座の教授となり、K.H.君の教えが引き継がれていることに敬意を払いたい。

　私を含むチームリーダーの多くはK.H.君の様なオーラを持って人をひきつけ、チームを引っ張っていくことはできないかもしれないが、彼の〈患者を治す執念〉を、チームをまとめる時の参考にすべきである。

＊参考資料

・上山博康. 闘う脳外科医 全部助けたい、絶対にあきらめない. 小学館, 2013.

POINT

チームリーダーの「あきらめない姿勢」は
チームの結束力を高める

4 厳しさとやさしさ、温かい心で指導してくれたリーダー

　先にも述べたが、私の8期先輩であるI医師には室蘭日鋼記念病院で1年間という短い期間だったが、大変お世話になった。

　私は卒後9年目の外科医であり、まだまだ、経験が浅く未熟者であったが、脳腫瘍、脳動脈瘤、脳出血、脳血管吻合術などの脳手術に加えて、脊椎脊髄手術を含むすべての手術を担当させていただいた。

　できの悪い私を辛抱強く、時に優しく、時に厳しく、温かい心でI医師に指導していただいた。他の施設ではいつも、できが悪いと怒られてばかりだったが、I医師に初めて、〈骨のけずり方が上手である〉と褒められ、現在、ライフワークとなっている脊椎脊髄外科の道に入ってもやっていける自信をつけてもらえた。チームリーダーは怒ってばかりでなく、時には褒めることも大事であると感じた。

　I医師はぐいぐいとスタッフを引っ張るタイプではなく、個々のスタッフ（部下は2名）に対して諭すように、穏やかに対応していた。また、病院スタッフとのチームワークを大事にし、非常に働きやすい環境を整備してくれた。

　I医師は少人数のチームリーダーとしては最高であった。室蘭日鋼記念病院退職後も困った症例の相談にのってもらったり、新しい試みの手術法に関するコメントをいただき、現在も私の相談相手になってくれている。そのため、I医師は私にとって生涯のリーダーである。

5 優れたリーダーたちを眺めながら

　ご紹介した3人のリーダーたちは強いリーダーシップのもとにスタッフを指導するタイプであり、大学の医局や大病院など、人数がある程度多いチームをまとめるときに必要なリーダー像と思われる。皆、外科医としての十分な臨床力を備えていたが、抱える大きな目標が微妙に違い、興味深い。

　まず紹介したK.S.医師は、とかく敬遠しがちな臨床研究を医局内に染みつかせるため、論文作成の指導を惜しみなく行い、結果を出し、好循環をもたらせた。臨床と研究を両立させるのはなかなか難しいが、この点を大きな目標にしたことはK.S.医師らしいところであろう。

　2番目に紹介したI.T.医師は、医局を盛り上げるために多様性を重視して許容し、医局の総合力をあげることに成功した。ストイックな人生を送ってきたI.T.医師にもかかわらず、仕事人としてストイックにチームをまとめていくことに執着せず、多様性にフォーカスしたことを評価したい。

　3番目に紹介したK.H.医師は、天才的な手術手技をとかく注目されがちであるが、気さくで人間味あふれる人柄に加え、医師としてあきらめない姿勢を自らが実践することで見事にチームをまとめあげた。決して並外れた手術手技のみではまとめきれなかったものと予想する。

　最後に紹介したI医師は、小人数のチームリーダーとして、前述の3人ほど強いリーダーシップはなかったものの、厳しいだけの上下関係が主流であった時代に、スタッフとの信頼関係を重視した指導によりチームをまとめて

いた。今の世の中を先取っていたのかもしれない。教育をすること、仕事を
しやすい環境をつくることがチームリーダーとしての役割であると感じさせ
られた。

 POINT

信頼関係に基づいた「仕事をしやすい環境」を
つくることもチームリーダーの役割である

寄稿コラム①：いすグループと呼ばれています

金　景成（日本医科大学千葉北総病院 脳神経外科部長）

　いすグループとは正式なグループ名ではなく、元日本脊髄外科学会理事長で現在、平成記念病院副院長のＨ医師が人知れず、命名したものである。

　釧路労災病院脳神経外科脊髄末梢神経外科グループの業績集（2019年度発刊）の寄稿文の中では以下のように述べられ、我々を高く評価していただいた。

　"以前から井須先生やそのお弟子さん達を「井須一門」「井須グループ」と私は呼んできましたが、その臨床活動・学会活動がまとめられることとなった事をとても喜んでいます。井須先生は優れた能力を有しておられたにもかかわらず、諸般の事情により母校を離れて釧路の地で臨床活動を始められたと伺っておりました。この気概に共振し、心打たれた若者達を鼓舞して、このような素晴らしい業績を積み重ねてこられたものと思います"

　また私は、その業績集の編集後記で以下のように我々グループの生い立ちや活動内容をまとめている。

　"私が井須先生へ弟子入りした2004年、井須グループは井須先生と私の２人だけでした。その後、徐々に人が増えていき、気がつけば全国に仲間がいるようなグループに成長しました。まとめる業績も増え、2005年には１編であった英文論文も2018年には年11編まで増え、現

在投稿中のものは８編あり、大変でありながらも感慨深い編集作業となりました。井須グループの業績の多くは、臨床研究に基づいています。日々の臨床の結果を評価して反省しなければ、次のステップへは進めないとの決めごとを守り、データをまとめ、その時代での文献をレビューして自分たちのデータを客観的に分析し、さらに論文の査読者達と議論を重ねることで、問題点を明らかにし、はじめて次のステップへいけるものと教わりました。時に、日常臨床での疑問を皆で力を合わせた臨床研究で、病態を解明した時の喜びはひとしおです"

　我々いすグループは釧路労災病院脳神経外科で脊椎脊髄末梢神経外科を学んだもの（遠くは九州福岡）の集まりであるが、労災病院を離れた後もそれぞれの役割を果たすことにより、我々が目指す脊髄末梢神経外科の道が開けるものと確信している。
　現在、いすグループには10名ほどしかいないが、我々が目指す脊髄末梢神経外科をさらに、発展させてくれると信じている。

＊参考資料

・井須豊彦，磯部正則，金景成，編著．釧路労災病院脳神経外科脊髄末梢神経外科グループの業績集．2019．

■寄稿コラム②：いすグループでの研修を終えて

藤原史明（白十字病院 脳神経外科）

1．釧路で研修をしたきっかけ

　大学附属病院脳神経外科に勤務していた私と、釧路で活躍されている井須先生との出会いは、当科の主任教授と井須先生との縁にあった。井須先生と当科の主任教授は留学先で親交を深め、その縁で「脊髄に興味があるなら釧路に遊びにいってみないか」といった軽いノリで3ヶ月の間、釧路へ研修に行ったのが始まりだった。地図でしか見たことがない最果ての地ではあるものの、短期間なら行ってみようと興味本位で釧路行きを希望した。

　それまで私は、画像検査の結果をもとに身体診察するといった診療スタイルであったが、井須先生の診療はその逆で、患者さんの訴えに耳を傾け、体に触れ、それから画像所見を確認するといったものであり、患者さんの症状を少しでも良くしたいという井須先生の信念を感じた。井須先生の言葉は北海道訛りで聞き取れないことも度々だったが、症状がよくなった患者さんの反応を見て素直に喜んでいる井須先生の姿に共感を覚え、井須先生のもとで本格的に研修することを決心した。

2．釧路での研修

　脊髄末梢神経の治療は、投薬、ブロック、手術の3本柱で成り立っている。その中で最も時間と経験を要するのは手術であり、突然やってきた素人のような医師に手術を教えるのは一筋縄ではいかない。しかし井

須先生は、外来で手術症例を集め、私たちに惜しみない技術指導をして
くれた。井須先生が手術すれば簡単に終わる場合であっても、手を動か
す機会を与えてくれ、危ない手技がないか監視しながら指導いただいた。
きっとそれは、大変なストレスであったと思う。

　手術終わりに「時間がかかりすぎて申し訳ありません」と謝ると、井
須先生は何ら愚痴をこぼすことなく「手術はたくさん経験しなければで
きるようにならないんだわ」と励ましてくれた。時に、困難な症例で手
術中に手が止まると選手交代になるが、「あっ」という間に手術が進んで
しまい、自分に何が足りなかったのか理解できないまま終わってしまう
ことさえあった。師匠と弟子とで実力差が大きすぎると困ることもあっ
たが、何度も手術ビデオを見直して修練を続けた。

　様々なかかわりあい、愛情を持った叱咤激励、手術技術の修練などを
通して、自分も微力ながら井須グループのお手伝いをしたいと感じるよ
うになった。

3. 苦手な学術活動

　井須先生は、今まで治せなかった疾患を新たに治療し、その診断法や
手術法を世に広めることに大きな情熱を傾けている。その過程には、治
療法を確立し、データをまとめ学会や論文の評価を受けるという、いく
つもの山を越える必要があり、学術担当の金先生がサポートしている。
私も井須先生の指導を受けるうちに、その一部分でも担いたいとの気持
ちがわき上がってきた。

　その結果、いすグループの一員として得意ではない論文を深い産みの
苦しみの中、いくつか書き上げることができた。論文はつらいことばか
りであると思っていたが、時として思わぬ有名誌に掲載され、宝くじが

当たったような喜びを感じることもあった。それ以上に隣で私よりも喜んでくれている井須先生を見ていると、論文を書いて本当に良かったと思えた。

4．おわりに

　世の中には色々な形のグループがある。部下が言うことを聞かないという話をよく耳にするが、部下を動かすにはまず上司と部下との間に信頼関係が必要だと思う。部下を信頼し、じっと拙い私の手術を見守ってくれた井須先生、それに感謝し私はグループの一助になりたいと自然に感じるようになった。

　色々な信頼関係の作り方があると思うが、部下が言うことを聞かないと感じる時は、信頼関係を築けているか再度見直してみてはどうだろうか。私もいつか部下を持つようになったら、まずは自分が行動し部下との信頼関係を築けるよう努めたいと思っている。

Dr. いす直伝!
チームリーダー虎の巻

1 医師がチームリーダーになるとき大切なこと

医師のチームリーダーは、自らも仕事を行いながらチームをまとめなければならない。数人のチームか、10人を超える大きなチームかにより多少の違いはあるが、チームリーダーになるとき大切なことは以下の 3 点である。

①どのようなチームを目指したいかを明確にする
②メンバーの育成、特に研修医の教育をどうするかをプランする
③医師同士の信頼関係を構築し、仕事がしやすい環境をつくる

自己中心的な傾向が強い医師は、独りよがりに診療を行い、チームワークを乱すことがある。より良い医療を行うためには、それぞれの医師の個性を重んじつつ、チームとしてどのように良い方向へまとめていくかが問われる。

POINT

まずチームを良い方向へ導くための
理念とプランを明確にすること

2 チームリーダーの器以上のチームは 作れないと言われるが

　一般的に、〈チームリーダーの器以上のチームはつくれない、指導できない〉と言われている。

　医師はいろんな施設で研修して、いろいろな指導者と出会い、良いところを自分のものとし、悪いところは見習わないようにして、一人前の医師になっていく。〈見て覚えろ〉的な指導や、〈今どきの若い者は〉などと言っても素敵なチームを作ることはできない（実は指導者も若いころに同じことを言われていたはず）。

"やってみせ、言って聞かせて、させてみせ、 ほめてやらねば、人は動かじ"

　これは山本五十六の有名な名言である。やってみせて教えるということは、指導者が持っているもの以上のことは教えられないということでもある。しかし我々は、自分ができないことは他施設の医師に指導してもらうことができる。

　私の経験では、以前は自分が所属する大学以外の医師の指導を受けることは難しかったが、最近では同門以外の医師に指導を受けやすくなった。勤務する病院の理解も必要になる。

　また、研修医を含むスタッフとともに、新しい分野を開発すれば、チームリーダーの器よりも一回り大きな組織も作れそうである。私の場合は、脊椎脊髄外科治療に関しては一人で頑張ったが、腰椎周辺並びに下肢の末梢神経疾患の診断・治療は「いすグループ」と呼ばれる仲間たちと開発・発展させてきた。

最近、自分の持っているチームーリーダーとしての器が少しは大きくなったと感じている。仲間のおかげである。

POINT

チームリーダーの器（うつわ）は仲間と共に大きくなる
（チームリーダーの専門領域を超えるチームを目指そう）

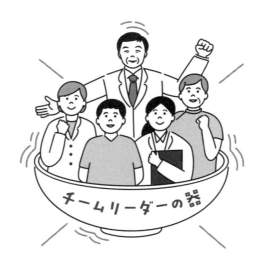

3 バーンアウト（燃え尽き症候群）を 生まないために

　バーンアウトは燃え尽き症候群とも呼ばれ、それまで熱心に仕事に邁進していた人が、突然やる気を失ってしまうことをいう。

　バーンアウトという現象が人々の関心をひくようになったのはヒューマンサービスの需要が急増した1970年代中期以降のことである。医療は代表的なヒューマンサービスの一つであるため、医師は常にバーンアウトの危険に曝されている。

　多くの医師は自分が行っている仕事はハードであることを理解したうえで医療の道を選んでいる。しかし近年、患者のためになるとは思えない書類作成、管理業務や患者、同僚医師とのトラブル、長時間労働などによりフラストレーションが溜まり、情緒的に消耗してしまい、仕事をする意欲を失い休職、ついには離職してしまう例が見られるようになってきた。

　2019年のMedscapeのレポート[1]によると、全医師の40％以上、女性医師の50％が燃え尽きたと感じている。70％以上の医師が、燃え尽き症候群は人生に中程度の影響を与えるほど深刻であると考えており、10％は医療から完全に離れることを検討するほどであった。

　職場環境の変化や慣れない業務への適応が、特にストレスとなり得る若手医師（32歳未満）に対し、「燃え尽き症候群」と思われる状態になった経験があるか調査したところ（2020年、m3.com[2]）、51％が「ある」と回答した。年

＊1　Medscape（http://www.medscape.com/）は、245ヵ国、400万人以上の医師が利用する世界最大級の医療情報サイト。

＊2　m3.com〈エムスリー〉（https://www.m3.com/）は、30万人以上の医師が登録する日本最大級の医療従事者専用サイト。

次が上がるごとに経験割合は増加し、専門医取得済みの医師では75％にも上った。

　また、日本神経学会が行ったわが国の脳神経内科医に対する調査では、バーンアウトは労働時間や患者数といった労働負荷ではなく、自身の仕事を有意義と感じられないことやケアと直接関係のない作業などと強く関連しており、これらを改善する対策を、個人、病院、学会、国家レベルで行う必要があると報告している。このように、多くの医師は燃え尽き症候群と思われる状態になりうる医療環境で仕事をしている。

　こうしたことから、チームリーダーはそれぞれの医師の個性を重んじて、燃え尽き症候群にならないようにその対策を考えながらチームをまとめていかなければならない。
　前述の山本五十六の名言には、「話し合い、耳を傾け、承認し、任せてやらねば、人は育たず。やっている、姿を感謝で見守って、信頼せねば、人は実らず」という続きがある。信頼して仕事を任せ、その結果を認め、そして感謝する、という当たり前のことをチームリーダーが率先して行うことは、一つの方策なのかもしれない。

＊参考文献

1）　久保真人. バーンアウト（燃え尽き症候群）－ヒューマンサービス職のストレス. 日本労働研究雑誌2007；No.558.
2）　下畑享良, 他. 脳神経内科におけるバーンアウトの現状と対策─第1報. 臨床神経　2021；61：89-102.

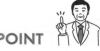

常にバーンアウトの可能性に注意する
（バリバリ働いているように見える医師であっても油断しない）

4 気にする相手は指導者でなく、患者

　小学生の頃、学校の先生や親に褒められたくて（もしくは怒られないように）勉強した記憶がないだろうか。

　私は研修医時代、患者第一を標榜していた先輩に怒られないよう、先輩の顔色を伺いながら仕事をしていた。医師としての経験年数があがるにつれ、先輩からの評価は気にしないようにしていたが、手術件数を増やし、学会発表や論文作成を数多く行うことにより、過分な評価は期待していたのかもしれない。大学では気がつけば、知らず知らずのうちに、患者より上司の顔色を気にしていた。

　しかしながら、釧路労災病院へ赴任してからは状況が一変した。大学勤務時に多くの患者を集めていた私は、自分が評価されているものと思っていた。しかしそれは勘違いであり、大学に所属していた医師に対する評価であったことを知ったのだ。

　釧路に赴任後、患者に満足してもらう説明、治療を行うことが非常に大切であることに気づいた。回診時の患者の笑顔は治療結果に満足しているものと考え、苦痛に満ちた何かを訴えたい表情は満足していない結果であると思っている。明日の回診時も患者は笑顔を見せてくれるのだろうかと心配しつつ、患者を回診している。

　チームリーダーとしては、リーダーのことも少しは気にしてほしいが、あくまでも我々は医師であり、**患者のことを第一優先に気に掛けるようスタッフを教育してほしい。**

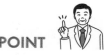

POINT

チームリーダーの顔色だけを窺うような
チームにしてはならない

5　医療スタッフとの
コミュニケーションがポイント

　近年における医療技術の進歩により、病気の診断、治療は飛躍的に向上したが、患者は現在の医療に満足しているのであろうか。

　医師は「こんなに診断能力が向上し治療成績が良くなっているのになぜ？」と頭を抱え、患者は「医療が進歩しているので病気を治せないはずはない、悪くなるのはけしからん」と感じている。この両者間の温度差に多くの医師は戸惑ってしまう。

　以前は、一人の医師が中心となり診療してきたが、医師一人だけでは患者の多様な要望に対処できなくなったことも原因の一つである。一人の医師だけがいくら頑張っても患者に最良の医療を提供したり、患者満足度を高めることができなくなったことをチームリーダーは自覚すべきである。

　医師だけでなく、看護師、薬剤師、理学療法士、臨床検査技師、診療放射線技師など多くの医療スタッフが患者にかかわっている。そのため、医療現場ではこれら医療スタッフとのチーム医療が必要となる。

　チームリーダーは患者に最良の医療を提供するため、それぞれの専門スタッフを取りまとめる必要がある。たまに、医療スタッフとのコミュニケーションがとれず、トラブルを起こす医師がいる。パワハラと言われるようになると、仕事に支障をきたす。

　私の経験では、医療スタッフとトラブルを起こすような医師は患者に良い医療を提供することはできない。そのような時には両者の言い分を聞きながら、取りまとめることもチームリーダーの大事な仕事である。

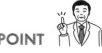

POINT

医師とコメディカルの関係性を取り持つことも
チームリーダーの役割である

コラム：小さなトラブルを無視しない

　小さなトラブルは無視されがちである。無視されるのは良いほうで、トラブルと思われないことのほうが問題である。

　私は神経質と言われようが、小さなトラブルに注目するように心がけている。トラブルに対する感度は人それぞれで違うので、多くのアンテナを持っていることが大切である。
　トラブルが起きた時は、患者と接する機会が多い医療スタッフや研修医から多くの情報を得て、最終的にはチームリーダーが判断しなければならない。小さなトラブルを無視しているとゆくゆくは大きなトラブルとなり、患者、医療スタッフ双方にとって不幸な事態に発展する。

　信頼関係が大切であると述べてきたが、小さなトラブルでも報告してもらえるようなチーム環境を構築するうえでも信頼関がその土台になる。

6 論文というツール

臨床医は、おおまかに以下の4つのタイプに分けられる。

①論文、学会発表をまったくしない医師
②学会発表はするが、論文を書かない医師
③論文ばかり書く医師
④学会発表もして、論文も書く医師

学会発表をするが論文を書かないタイプは、学会発表ぐらいはできるが、論文となると「仕事が忙しいので手が回らない」と言い訳をするのだろう。また、学会発表だけで満足している指導者が多いことも問題を助長している。
　論文を書かずに学会発表だけするのは、アイディアの垂れ流しで推奨できない。専門医や博士号取得、大学でスタッフになりたいなどの明確な目標がある場合には論文を積極的に書くことが多いが、そうでなければ苦労して論文を書きたくないと思われがちである。ただ、論文を書くことにより、自分たちが行っている臨床の課題を整理でき、対外的にどのように評価されるかを検証することは、治療成績の向上に役立つ。

私は、より良い医療を提供するには、日常の診療（外来診療、治療）に加え、学会発表、論文作成が大切であると考えているので、私の病院で研修した多くの仲間達と論文、特に英文論文を多数、書いてきた。
　我々グループ（いすグループ：P.50参照）の仲間達は、我々が行っている診断、治療概念を世に広めたいとの熱い思いで、それぞれできる範囲でがんばってきた。大学に比べれば、大した業績ではないが、地方都市の総合病院と

してできることはやってきたつもりである。

　論文投稿に際しては、悪戦苦闘の連続であるが、共通の臨床テーマを見つけて、共に論文を作成、投稿していくという過程はチームをまとめる一つのツールになっている。学術部長に任命した金景成医師の貢献は大きい。

＊参考資料

・井須豊彦，磯部正則，金景成，編著．釧路労災病院脳神経外科脊髄末梢神経外科グループの業績集．2019.

======================== POINT ========================

論文の作成・投稿という過程は、
チームをまとめる強力なツールになりえる

寄稿コラム③：学術部長としての苦労話

金　景成（日本医科大学千葉北総病院 脳神経外科部長）

1.　いつからか〈学術部長〉

　私は、井須先生のもとへ国内留学し、様々なトレーニングを受けた。〈治療成績をまとめ世に問うことは義務である〉との方針から、多くのデータをとり、論文をまとめた。その間、目をつぶると放射線画像がみえたり、英文論文を読むのが速くなったりもした。そのうち論文が出るようになり、学会場で仰ぎ見るだけだった先生方から「論文よく書いてるね」と褒められるようになった[1]。だが、試練はここで終わらない。

　私が国内留学した後から、井須門下生が徐々に増えていった。井須先生のぶれない学術的な指導のもと、臨床データをまとめて形にすることがすべての門下生に課せられた。しかし、皆がこのレールにうまく乗るとは限らない。データ収集も、論文作成も進まない中、お互いが我慢し合う時間を過ごすこともあった。

　井須先生は常日頃からチームワークが大切であり、足りないところは互いに補うよう指導された。そこで、学術的な問題を解決するため〈学術部長〉が駆り出される。私がいつからそのような職に就いたか定かではないが。

2.　研究開始からデータ解析

　学術活動の基本は学会発表と論文作成である。データを集めて解析し、スライドや論文としてまとめる。しかし実際の学術作業で最も大事なの

は、それより前の〈ネタ探し〉であり、その学術的な裏付けである。ネタを提供するリーダーとは大変なものだとつくづく感じる。それはさておき。

　テーマが与えられると、通常はデータ収集が始まるものだが、なぜか手をつけない者もいる。きっと、忙しさで気を紛らわしているのだろう、私にも経験がある。中には学術活動の優先順位が低かったり、そもそもやる気がなく、ほとぼりが冷めるまで気まずい空気を我慢し続けようとしたりする強者もいる。こういった場合は、説得は功を奏さず、井須先生からのプレッシャーだけが頼りとなる。それすらものともしない強者の場合、井須先生自らによる休日のデータ集めが始まったりする。

　次につまずくのはデータ解析である。データをとってはみたものの、集まったデータの山に埋もれて動けなくなってしまう。この場合、データを集めた実績からやる気は証明済みのため、こちらの気持ちも楽になり、安心して関われる。せっかく積み上げたデータではあるが、顔色を見ながら手取り足取り取捨選択し、解析していく。

3.　ようやく論文作成

　ここまできたらほぼでき上がりだが、多くはなかなか形（スライドや論文）にならない。まずは締め切りのある学会発表にフォーカスする。締め切りがモチベーションになることは我々も経験済みである。ひとまずスライドを作って送るよう指示するが、送られてきたスライドをみると、考えがまとまってなかったり、すべてが詰め込まれてしまっていたりと、様々な考えがみられ興味深い。

　このステップで考えをまとめ、ポイントを押さえることで、研究の意図を初めて知る場合もある。そのため、このステップは省略しないほう

がいい。送られてきたスライドは24時間以内に修正して返送する。この作業を何度も繰り返し、徐々にスライドが洗練されていく。

　スライドができ上がれば、活字にするだけで論文は完成する。本来なら、学会発表時に論文ができ上がっていることが望ましい。ところが、これもなかなか進まない。きっと、どこから書き始めたらよいかわからないのだろうと考え、きっかけを与える。富士山をある程度の高さまで車で行き、そこから登るという考えである。それが5合目なのか、9合目なのかを見極めるのは難しい。

　登り始めたら一緒に登っていくことを心がける。連絡が途絶えたら時々生存確認するが、これがこまめだと嫌われてしまう。距離感が重要であるが、ちょうど良い案配が難しい。たまに、自分の力で富士山を登る者が出てくると、頼もしさに惚れ惚れする。

4.　おわりに

　いろいろな後輩の指導をどのように行えばいいのか、今でも自問自答の毎日である。自分で片付けてしまうのではなく、どのようにチームを機能させるのか、その工夫を井須先生から求められる。きっと、それが教育なのであろう。

　いつから〈学術部長〉になったのかわからないが、色々な後輩の教育に携われ、多くの経験ができたのは大きな財産であり、自身の人間的な成長にも貢献してくれているものとつくづく感じる今日この頃である。

＊参考資料

1）　金景成．論文を書くということ．脊髄外科 2019; 33: 123-124.

7 それぞれの役割

　チームとしてまとめるためには、チームのスタッフがそれぞれの役割を持って活躍することが重要である。

　野球チームで言えば、ホームランを打つ4番バッターばかりいても、チームの輪が乱れるばかりでチームとしては強くならない。強打者に加え、守備が上手な選手、足が速く盗塁が得意な選手、ベンチで声を出しチームを和やかにしてくれる選手、完投向きでないがストッパーとしては力を発揮する投手などそれぞれの得意分野を発揮するとチームワークがとれ、チームが強くなる。

　医師のチームでも、検査・手術のなかに得意分野を持っている医師、外来での患者や他の医療スタッフに対する対応が優れている医師、病棟管理を任せられる研修医など、それぞれ、自分ができる役割を確実に行えば、チームとしての成果は着実に上がる。

　それぞれに得意な分野を見つけて、スタッフを適切に配置していくのはチームリーダーの仕事である。

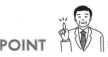
得意分野を見つけて適材適所に配置することは
チームリーダーの役割である

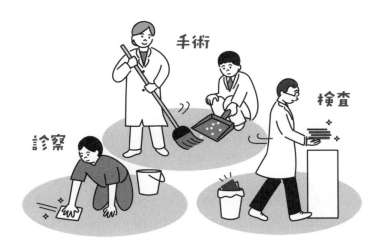

8 医師同士をまとめられず 困ったときのワンポイントアドバイス

チームリーダーの多くは、医師同士をまとめるのに苦労したことがあるはずであろう。**医師同士をまとめられず困った時には、まず、何が原因でまとめられないかを把握しなければならない。**

　誰でも、赴任当初は「このチームで頑張るぞ」との意気込みがあるものである。仕事をしていくうちに自分が描いていたものと違い、不満が蓄積されてくる場合が多い。

　本人を含め、周辺からも情報を得て、何を望んでいるか（外科医であれば手術を多くしたい、検査手技を磨きたい、論文など学術的な臨床研究をしたい、適切な休暇を取りたいなど）、その望みをかなえてあげられるかどうかを話し合うことが必要である。

　その際、「何をしたくないか」も聞いておいたほうが良い。私の経験では論文、学会発表などの学術的な活動を負担と思っている医師もいるので注意が必要である。

　チームリーダーとしては、可能な限り要望に応えてあげたい意向を伝えるべきであるが、その施設ではどうしてもかなわない要望があれば、はっきり伝えるほうが良い。

　本来、勤務する前にその点を話し合っておけばよいのだが、自分の意志にそぐわず、大学から派遣されてきた場合にはすれ違いが起きやすい。

　私の場合、今から思うと赴任当初、チームリーダーとしての確固たる信念を持っていなかったので、チームスタッフの要望に応えられなかったことがあったと思う。ライフワークである脊髄末梢神経グループのチームリーダー

となってからは、我々の施設でできること、できないことを明確に提示し、赴任前にある程度了解を取るようにしている。

　これからは病院も選ばれる時代である。研修医や研修後の医師にとって、いかに魅力的なものをチームリーダーが提示できるかがチームをまとめる際に重要なポイントとなる。

コラム：チームに馴染めなかった医師たちへ

　近年、医療の進歩により、チームを組まなければ、高度に発展した医療を患者に提供できなくなった。この現実を理解できず、医師の力を過大評価してしまうと、チーム医療は成立しない。

　医療チームのリーダーを医師が担うことと、医師の主張だけをすべて通すのとでは訳がちがう。自己主張が強すぎる医師の場合、医師同士であっても、なかなかチームを組むのは難しいのであろう。しかしこのような場合であっても、本人にそのような認識がないことが問題を少し複雑にしてしまったりもする。

　私はチームリーダーとして長らく診療を行ってきたが、チームに馴染めず去っていった医師を見てきた。

　研修医の中には、直属の上司との相性が悪く、（研修医側からすると）パワハラ的な言動に耐えきれず、研修にもならないと離れたものがいる。また、チームに馴染めず、専門とする科を変更したものもいる。私も一時、自信をなくして科の変更を考えたが、新たに出会ったチームリーダーの励ましにより、脳神経外科を継続できている。

　チーム医療は良くも悪くも、煩わしいことはつきものである。研修は短期間のため、多少の煩わしさを我慢すべきとの考えもあるが、研修医を辞めるくらいなら、他の施設へ移ったほうが良い。研修後の場合、チームリーダーの方針に賛同できず、チームから離れることもある。新天地での活躍を願うのみである。

　ただ、チーム医療そのものにどうしても馴染めない医師がいることも

事実である。研修医時代はある程度うまくいっていたが、その後スタッフとなり自分の思い通りにしようとして他のスタッフとトラブルを起こし、チームを去っていった医師もいる。

そうであっても、チームで学んだものがなくなるわけではないので、チームを去った後でも、そこで得た知識や技術を患者に還元してもらいたいと願っている。

POINT

チームに馴染めない医師がいることも認めて、それを受け入れること

⑨ 来てくれてありがとう

チーム作りで苦労することは医師の確保である。

私が勤務する釧路労災病院のように、大都会に比べて住み心地が悪く、独自に医師を確保する魅力を見い出しづらい地方病院は、特に悪戦苦闘している。そのため、大学からの派遣に期待するしかない病院も少なくないであろう。

しかし、医局の権力が強い頃には、半強制的に医師を派遣してもらうことができたが、近年、思い通りにいかなくなってきている。

行きたくない病院に勤務するように言われたら「医局を辞める」と言い出す医師もおり、医師を派遣できないことの言い訳にされることもある。どうしても大都会やその周辺の住みやすい場所が、人気があるようである。つまり、派遣先の病院も、派遣される医師に選ばれる時代になってきたということだ。

例えば、大企業の下請けのみの商品を作っていた会社は、不景気で大企業からの注文が少なくなると、経営が悪化してしまう。以前、大企業の下請け会社は勝手に下請け品以外を作ることが難しい状況であったが、生き残りのために新たな商品をつくり、新たな販路を自ら見つける努力をしたりするようだ。

同様に、大学からの医師の派遣が見込めないような環境下では、我々地方病院も独自に医師を確保しなければいけなくなったのかもしれない。

現在、釧路労災病院では脳疾患を研修に来る医師はある程度確保されている。しかし、私のライフワークである脊髄末梢神経外科を学びたい医師は、

残念ながら、大学からは派遣されない。

　2004年、日本医科大学千葉北総病院脳神経外科から金景成医師が研修に来てからは、同門でなく他大学の医師達が、私が行っている脊髄末梢神経外科を学びに釧路の地まで来てくれている。南は九州の福岡大学脳神経外科から、東京は日本医科大学脳神経外科から、東北は岩手医科大学脳神経外科からである。

　北海道以外の医師にとって、釧路の地は日本語の通じる外国かもしれない。よくぞ、18年間、継続して私の診療に付き合ってくれたと思っている。私は「席が空いているので誰でもよいから釧路に来てくれ」と言ったことはない。**現在、私が心を込めてやっていることを、一緒に発展させようではないかと勧誘している。それでも、釧路に来てくれてありがとうと言いたい。**

=========　POINT　=========

チームのメンバーになってくれた仲間には
"来てくれてありがとう"という感謝の気持ちをしっかりと伝えよう!

10 習得したいと思われる魅力的な仕事をする

　習得したくなるような魅力的な仕事とは何か。正解がない、難しい問いかけである。

　普通の仕事ができれば良いと思っている医師もいれば、最先端の医療技術を身につけたいと熱望している医師もおり、要望はいろいろである。所属する施設や専門とする仕事内容によってチームリーダーがアピールすることは違ってくる。

　いずれにせよ、**チームリーダーが「これだ」と思うことを見つけてアピールすることが一番、重要である。**チームリーダーが魅力的だと思う仕事内容と一緒に働く医師の要望が一致することがベストである。

　しかし、互いの思いがまったく違っていた時には悲劇的な結果になることがある。チームリーダーは「スタッフはやる気がなく、文句ばかり言っている」と感じ、スタッフは「チームリーダーは何も教えてくれない、仕事の環境が悪い」などと不満をもらすようになる。これからの時代、両者のマッチングが非常に重要である。

　私は、私のところで一緒に仕事をすれば、私が長年やってきた脊髄脊椎手術を習得できるうえに、最先端画像でも診断が困難である〈身体に触れてはじめて診断が可能となる末梢神経疾患〉を学ぶことができることをキャッチフレーズにしている。

　このような疾患は、日本を含め世界中でまだあまり認知されていない疾患概念であるが、一緒に学び、発展させることは非常に魅力的であると思っている。ただ、私が行っていない種類の脊椎手術を学びたい医師にとっては魅力的ではないかもしれない。

私は卒後 3 年目に、当時、脳卒中では日本のトップレベルであった秋田県立脳血管研究センター（秋田脳研）の放射線科で最先端の診断技術を学ぶため研修した。過去の論文をみて非常に魅力的な仕事をしていると思い、無謀にも当時の教授に無断で行動を起こした（後日、許しを得ましたが：P.16参照）。今になって思うと、なんと無謀なことをしたのかとぞっとしているが、秋田脳研で研修できたことは非常に良かったと思っている。

＊参考資料

・井須豊彦, 金景成編著. 触れてわかる腰痛診療―画像でわからない痛みをみつけて治療する―. 中外医学社. 2015.

POINT

チームスタッフが
習得したくなるような仕事を与えよう！

先述したように、「やってみせ、言って聞かせて、させてみせ、ほめてやらねば、人は動かじ」は山本五十六の有名な名言である。

私たち医師の教育に当てはめてみるとどうだろうか？

「見て覚えろ」と昔から言われてきた。確かに、見てすぐに習得できる医師もいるが、大半の医師はそう簡単には取得できない。見て覚えろと言いすぎると、研修医から何も教えてくれないと不満が出てくる。覚えたての医師が初めから完璧に仕事できることはないので、褒めることを怠ってしまいがちである。

教える側としても100％のできではない場合、「褒める」という行為に違和感を覚えるのかもしれない。しかし、**指導において褒めることは非常に重要な要素の一つであり、それにより研修医にとっては自信を持って仕事に取り組む原動力となる。**褒めることに慣れない指導者であれば、「それで大丈夫」「そのやり方で問題ない」というようなニュアンスで相手を肯定するのが良い。

私は簡単な手技から教え、個々人の能力に合わせて徐々に難しいことを教えるようにしている。患者に迷惑が掛からない範囲で任せ、うまくいった時には褒め、うまくいかなかった時には問題点を指摘する。

そうすると、意外と私の指摘を受け入れてくれるものである。「ほめてやらねば、人は動かじ」は確かに一理ある。私はできの悪い研修医時代、怒られてばかりで褒められたことはなかった。その後、ある指導者に骨を削る操作が上手だと言われ、多少の自信がつき、ライフワークの仕事を見つけること

ができた。

　私は上司から褒められることに加え、**患者からの感謝の言葉が医師を勇気づけてくれると思っている。**上司は時に、スタッフの機嫌を取るために褒めることもあるかもしれないが、患者は素直であり、症状が良くなれば、担当医に感謝の言葉をかけるものである。

　私の施設では原因が特定できない腰痛の治療として殿皮神経ブロックや仙腸関節ブロックを積極的に行っている。また、手技はそれほど難しくないため、研修に来た医師に行ってもらうようにしている（できるだけ自分が関与しないように努めている）。

　神経ブロック治療の効果は大いにあり、つらかったしびれや痛みがブロック後、瞬く間に消えることがある。つらい症状が改善した患者から感謝の言葉をもらえると、研修意欲がわいてくるものである。

POINT

スタッフを褒めて、
自信を持たせる教育をしよう！

　以前、某放送局のテレビドラマで「落語家になりたいですか、それとも落語だけしたいですか?」という兄弟子のセリフがあった。

　主人公の弟子の女性が師匠に「早く落語を教えてください」と直訴した際、「落語だけ習いたいのであればいつでも教えるが、落語家になるためには、師匠の家での掃除、食事などのいろいろな仕事をして、気持ち良く人を楽しませることを覚えなければならない」と言っていた。そのようなことができて始めて、師匠から落語を教えてもらえるものだと。なるほどと思ったが、現代社会ではこのようなことに耐えられる弟子はどれほどいるだろうか。

　ただ、私たち医師は、患者の苦しみ、痛みを感じる心を養い、患者に満足感を与える医療を提供しようとする心があって初めて、難しい検査や治療を行う資格があると考えている。

　若いころは、とにかく技術を身につけたくて、医療技術のみの習得に埋没しがちである。そのため、ある意味、技術だけを教えるのは楽かもしれない。しかし実際は、他にもチームリーダーとして教えなければいけないものがあるような気がする。

　チームリーダーは、患者に信頼されるような品格を持った医師を育てなければならない。

12 医師生活を豊かにするものを与える

　研修後の医師生活を豊かにするものは、研修医によりそれぞれ違うものである。検査手技を多く習得したい研修医もいれば、できるだけ手術症例を増やしたい医師、画像診断のエキスパートになりたい医師など、いろいろである。もちろん、何も望まず、与えられたものを淡々と行う研修医もいる。

　私は最低限の検査手技、手術手技を能力に応じて身につけてもらうよう教育している。デジタル化の流れで、失われつつある〈昔ならった、身体に触れる時代遅れと言われそうな診察法〉を重点的に教えている。私の診察法は、コンピュータ画像を駆使した教育では獲得できないものであり、獲得すれば一生の宝物になると信じている。研修したい医師には一度見に来るよう誘っている。

　何事も、実際に体験してみることが大事である。我々の仕事では偉くはなれないかもしれないが、医師として幸せな人生が待っていると勧誘している。チームリーダーは、研修医に対して研修後の医師生活を豊かにするものを提示しながら教育しなければいけない。

POINT

研修医に
〈研修後の医師生活を豊かにするもの〉を与えよう！

コラム：患者のつらいところに手が届く医師

　ファストフード店やコンビニエンスストアにおける紋切り型の挨拶はマニュアル通りの対応で有名である。自動販売機のように決められた商品を買うだけなら良いかもしれないが、病気になり悩み苦しんでいる患者への対応としては違和感を覚える。

　近年、多くのマニュアルやガイドラインが作成され、一律な対応が求められるようになってきた。このような背景は最低限の知識や対応を多くの医師が一律的に共有できる利点はあるが、マニュアルやガイドラインに記載がないからできなかったり、その通りにしかできないため責められることになるのかもしれない。臨機応変に対応できる能力が失われてきている。

　特に、コンピュータ世代で育った医師はその傾向が強い。医師の仕事は患者相手なので、時にはマニュアルから外れた対応も必要と思っている。

　チームリーダーは臨機応変に対応でき、患者のつらいところに手が届く医師を育てることが大事である。

寄稿コラム④：妊娠・育児・子育てを通じて見えた チームリーダーのあり方

千住緒美（佐世保中央病院 脳神経外科）

「もう朝ごはん終わり！　早く着替えて！　もうすぐバス来るよ！　え？ トイレ！？早く行って！　弟は着替えないならパジャマでいくよ！ いいから行きなさい！！」

　朝から響きわたる私の声。我が家は幼児2人と0歳児を抱え、夫婦共働き、私と夫の両親も共働きのため、家族のサポートは得られにくい環境にある、マンション住まいの5人家族である。

　脳神経外科医になった時、仕事は救急診療が主で重症患者も多く、休む間もなく病院で寝てしまうような毎日であった。家に帰っても患者のことが気になってしまい、加えて勉強や研究、学会発表にも時間を割かなければいけない。仕事では放射線も浴びてしまう。結婚や子育てをしながら、この働き方を続けるのは到底無理だし、その前にこんな脳神経外科医と結婚してくれる人はいるのだろうか？　そう思いながらの毎日であった。

　しかし、当時の教授は、私が結婚し、子供を産むと信じ、子供がいても働ける環境はあるといつも言ってくれていた。そして7年目の専門医試験が終わった年、私は結婚し、運よく子供も授かった。それは上司である教授が私にとって幸せな方向性を常に意識し、その方向を見るように導いてくれたからかもしれない。

結婚しても、仕事上では私の中に大きな変化はなかったが、妊娠で状況は一変した。放射線を使う場に入れなくなり、8ヶ月後には産休、そして育児休業、その後も時間外診療や当直はできなくなるという現実の連鎖に圧倒された。同僚にも何か言われてしまうのではないか、戦力にならない私は病院から必要なくなるのではないか。

　実はこの時、初めて私は病院で"働いている"のではなく"働かせてもらっている"ものと感じた。職場に妊娠を伝えるのは勇気が必要であった。しかし実際は、皆当然のように祝い励ましてくれ、仕事を調整してくれた。以前、教授が言っていたように、外来診療や超音波検査をすることで、同僚も病院も引き続き私を必要としてくれた。なるほど、教授が描いていた生活スタイルはこのようなものであったのかと今更ながらに納得した。

　現在は週3日働き、早めに帰宅することで子供を習い事に連れていくこともでき、仕事は子育ての息抜きにもなっている。時々手術をしたり手伝いをしたりすることで、私の脳神経外科医としてのキャリアも維持され、働かせてもらうありがたさを感じている。このような環境も、将来を見据えたキャリアプランを上司である教授が見通してくれていたおかげである。一様な脳神経外科医を育てるのではなく、**環境や趣向に見合った方向性をリーダーが見いだしてくれると、部下は幸せに近づくのかもしれない。**

　働くうえで大切なことは、職場の人達とのコミュニケーションだと思う。妊娠中や出産後に仕事がどれだけできるかは個人差が大きく、悪阻の度合い、家庭のサポート量、居住地区の子育て環境によっても様々であろう。そのため職場ではしっかり言葉で、今自分がどういった状況で、どうしたいかを伝えることが大切だと感じる。

　「どうしてもきついので、外来が終わったら帰りたい」

「産休は、〇月〇日からなのでその後の患者の引き継ぎは〇〇先生にお願いします」

　など、察してもらおうとせず言葉で伝え、早い段階から対処してもらう方が仕事はスムーズに進む。このような私の決断を職場のリーダーが受容してくれたことも私にとって大きな出来事であった。**職場でサポートしてもらえる環境を作ることは、一個人では難しいため、リーダーの理解は必須と思われる。**

　働きながら子育てをしていて何より感じるのは、先輩ママの経験はとても頼りになるということである。女医の先輩ママ達との食事会では、さまざまな不安や疑問、質問をぶつけると何でも答えてくれた。私にとってはその時間がとても楽しく大切で、とても気持ちが軽くなった。困ったら同じ職場で働いている先輩ママに相談することが、解決への近道なのかもしれない。

　子育てをしていくことで、忍耐力やあきらめることも身につき、子供を診察に連れてくる母親の気持ちもわかるようになった。人間としての幅は大幅に広がった気がしている。子供が自立するまでは、周りに頼りながらも全力で医師と母親をやっていこうと思っている。

13 研修を終えたものが
次の研修医をリクルートする

　私が勤務しているような地方病院では勤務を希望する医師が少ないため、研修医を含むスタッフの多くは大学からの派遣である。

　大学医局が強かったころは、医局の命令により派遣スタッフはしぶしぶ大学の人事に従ったものである。近年、人事における大学医局の影響力が弱くなったためか、医局の思い通りにならなくなった。田舎だから、勉強にならないから、忙しすぎるから、部長が嫌だからなど、理由はいろいろである。

　研修を終えた医師が、この病院で研修して良かったと思えば、後任をリクルートしてもらえるものと思っている。しぶしぶ赴任した研修医の多くは、病院・指導者に対して好意的ではなく、互いに気まずい関係になることもあり、突然、出勤しなくなることもある。一方で、研修医を含むスタッフの医師が生き生きと楽しそうに仕事をしていると、一緒に働きたいと思うものである。

　病院は研修医に選ばれる時代になったことをチームリーダーは自覚すべきである。そのため、チームリーダーは研修を終えたものが次の研修医をリクルートしてもらえるような研修体制を構築しなければならない。

＊参考資料

・宮城島拓人. Dr. ミヤタクの研修医　養成ギプス. 金芳堂. 2021.

=== POINT ===

研修医に次の研修医をリクルートしてもらえるような
魅力的な研修体制を構築する

14　チームに場を提供する

　チームの一員として共に働いた後、多くの医師は新たな活躍の場を求めて旅立っていくものである。縁あって、一緒に働いた医師と退職後もつながることは意外と難しい。つながりを持ち継けるためには、ある仕掛けが必要である。

　私は、**新たに旅立ったチームスタッフが出入りできる場を作ることが大切だ**と思っている。そのためには共同で行える臨床研究のテーマを見つけ、時々、皆で集まって研究テーマを検討する会を設けるようにしている。共同で行っている臨床研究の成果を論文投稿、教科書の出版などにて対外的に公表している[1-3]。このような場を設けることでチームワークは維持できるものである。**チームリーダーは、チームワークを継続するため、どのような場でも良いのでチームスタッフがつながりを持てる場を提供することが望ましい。**

＊引用文献

1 ）　Isu T, Kim K (Eds.). Entrapment Neuropathy of the Lumbar Spine and Lower Limbs. Springer. 2021.
2 ）　井須豊彦, 磯部正則, 金景成, 編著. 釧路労災病院脳神経外科脊髄末梢神経外科グループの業績集. 2019.
3 ）　井須豊彦, 金景成編著. 超入門 手術で治すしびれと痛み 絞扼性末梢神経障害の診断・手術. メディカ出版. 2016.

POINT

**チームスタッフが
つながりをもてるような場を提供する**

15 ウィン-ウィン（Win-Win）の関係でなければならない

　チームリーダーと研修医を含むチームスタッフは、ともにウィン-ウィンの関係でなければならない。どちらかだけが満足して他方が不満であれば、チームの統制がとれず、チーム医療が成り立たなくなる。

　「医師の人員が足りないから、誰でも良いから来てくれ」と相手の要望も聞かず来てもらった場合、特に両者の思惑が食い違い、トラブルになることが多い。チームリーダーは研修医・スタッフの意見も聞かず、自分の思い通りにしようとする一方、研修医は積極的にかかわりたい検査や手術を取得しようとするため、「何もやらせてくれない、怒られてばかりで研修にならない」と愚痴るばかりとなる。

　どのチームリーダーも、自分が目指したいもの、やりたい仕事があるはずである。やりたいことをしながら、研修医やスタッフのやりたいこともサポートしなければいけない。互いが満足しなければ、素敵なチームは作れない。あらかじめ、打ち合わせをしておくことが必要で、「人員が足りないから、何でもいいから来てくれ」とは言わないほうが良い。

　外科チームでは、手術の腕があり手術を多くしてくれる医師を招聘してくることがある。

　手術件数は増え、病院の収益には貢献するが、手術のみに興味があり、他のものにまったく配慮をせず、チームワークを乱す外科医であったりもする。他の医師や病院スタッフの不満が爆発して、チームリーダーにとっても困った事態になる。双方が互いを認め合い、互いがウィン-ウィンとなるような関係を築くことが、チームリーダーの最も重要な仕事である。

私の場合は、私の考えに共鳴してくれている仲間達（いすグループ）とともに、〈身体に触れる診察・治療〉を世の中に普及させたいと、大志を持って頑張っている。

POINT
チームリーダーもスタッフも
お互いウィン-ウィンの関係を目指す

時代遅れの新しさを求めて

　幼いころ、お腹が痛くなったり、熱が出た時に、おでこやお腹に手を当ててくれた母親の手のぬくもりに安心して、コトッと寝てしまった記憶はないだろうか。身体に手を当てるという行為は、医療がどれだけ進歩しても何ものにも代えがたい、癒しの原点である。

　私が学生の頃は、ポリクリ（病院実習）で聴診や身体の打診の仕方を教えてもらった記憶がある。現代医療はMRI、CTなどの画像で病気を確認し、治療を行うことが一般的であるため、画像で見えなければ病気はないと思われがちである。そのため、患者の話を聴いたり、身体に触れて診察する〈昔ながらの診察法〉〈時代遅れと言われそうな診察法〉は無視される傾向にある。

　近年、画像診断は飛躍的に進歩し、治療成績は驚くほど向上しているが、患者は今の医療環境に満足しているだろうか。時代の進歩に隠れて大事なものを医師・患者双方が失ったのではないだろうか。高度な治療技術のみに興味を持ち、コンピュータ画面しか見ない医師、画像所見のみに興味があり、治療結果に過剰な期待をする患者に時々遭遇する。このような医療環境は決して良い環境とは思えない。

　15年程前に2年先輩のT先生や札幌のS鍼灸師の先生に身体に触れることの大切さを教えていただき、現代医療では知りえなかった新たな知見を得ることができた。そのおかげで、患者とのコミュニケーションも良くなり、心地よい診療を行うことができるようになっている。

　身体に触れる時代遅れの診療に感謝である。**身体に触れる診察は現代社会で失われている医師と患者との交流を促進する役割に加えて、新た**

な病気の発見・治療法の開発に貢献する。

　入局時の主任教授であった都留美都雄先生は問診・視診・触診の重要性をいつも強調していた。最近、都留先生の意図がわかるようになり、ようやく都留先生の弟子の一人になれたと思っている。**今後、全国の仲間とともに、時代遅れの新しさを求めて、身体に触れる診療のすばらしさを世の中に普及させたいと思っている。**

　阿久悠さんが作詞した〈時代おくれ〉という曲をご存じだろうか。この曲の歌詞の中でも、「目立たぬように　はしゃがぬように　似合わぬことは無理をせず　人の心を見つめつづける　時代おくれの男になりたい（作詞：阿久悠、作曲：森田成一）」というフレーズが私は好きである。

　私もはしゃがず、無理をせず患者の心を見つめつづける時代遅れの医師になりたいと思う今日この頃である。

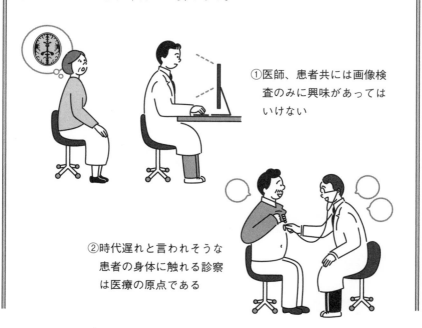

①医師、患者共には画像検
　査のみに興味があっては
　いけない

②時代遅れと言われそうな
　患者の身体に触れる診察
　は医療の原点である

チームリーダーを
楽しもう！
これからのリーダーに
期待すること

1 赴任先ではチームリーダーになれ

　私は、自分のところで研修をした医師には「小さい組織でもよいので赴任先でチームリーダーになれ」と話している。私のもとで学んだことや、感じとったチームリーダー像を参考に、自分なりのチームリーダーを目指してほしい。チームリーダーになるとチームをうまくまとめきれず悩むこともあるが、自分が学んできた医療を実践できるメリットもある。

　私のところで学んだ4名の医師が赴任先の大学で脊髄末梢神経外科のチームリーダーとしてそれぞれ活躍していることは喜ばしい。彼らは皆、私のもとで学んだ〈身体に触れる診療〉を継承して、さらに発展させている。

　今後も、最先端の検査手技や治療のみに興味を示さず、患者に寄り添う教育をされた医師が一人でも多くチームリーダーになり、医療を良くしてもらいたいと願っている。

2 昭和型徒弟制度では チームをまとめられないのか

　昭和型の徒弟制度は、大学医局が強かった時代はチームをまとめるために
は良い制度であった。大学医局が学問的に優位に立ち、強力な人事権を持っ
ていたため、医局員はどんな無理難題にも逆らうことはできなかった。逆ら
うと、破門という状況に追い込まれ、まともな職にもつけない恐怖があった。
〈見て覚えろ〉的な一方的な教育であったにもかかわらず、その教育制度がま
かり通っていた背景があり、先輩の言うことに逆らう雰囲気はなかった。

　近年、大学医局の権限が昔ほどなくなったことに加え、権利意識の芽生え、
情報化社会になり様々な情報を得られやすくなったため、昭和型徒弟制度的
教育では医局員が集まらなくなってきている。また、臨床研修制度の導入に
より一層、その傾向が強くなっている。初期研修医の時に、大学を含めたマッ
チングを行うことで、自分に適したより勉強になる施設を選ぼうとする傾
向が芽生えてきている。今後は、選ばれる側・選ぶ側とのマッチングにより、
双方が納得する教育制度を構築していかなければならない。

　ただ、医師の場合、特に外科医の仕事の一部は職人的な部分もあるため、
教える・教えられるという徒弟制度的教育もある程度必要かもしれない。

　チームリーダーが、パワハラ的発言を恐れて研修医やスタッフに迎合し、
問題が起きても注意もできない事態になることは避けねばならない。スポー
ツ界で〈俺についてこい〉というと過酷な練習、しごきが昭和型指導と言わ
れ、現代的には良いイメージの言葉ではなくなっている。

　**チームリーダーは多少、俺についてこい的な要素<言葉を変えると強力に
チームを引っ張る力や魅力>が必要だと思っている。チームをその気にさせ
る仕掛けをいろいろと考えるのは、チームリーダーの仕事でもある。**

3 学術的な交流が重要

　以前は、学問的なことは大学でするものであり、一般病院では臨床に専念するものだと言われてきた。近年、医療は飛躍的に進歩し、学術的な活動を行っていないと時代の進歩に乗り遅れ、患者に最良の医療を提供できなくなってきた。そうなると患者数も減り、そのようなチームに入りたい医師も少なくなり、ますます医師の確保が難しくなる時代が訪れるかもしれない。

　私が居住している過疎化が進んでいる地域では、医師を確保しにくい状況のため、医師は多くの仕事を抱え、忙しくて学術的なことまで手が回らない傾向にある。
　チームリーダーは学術的な活動がチームとして非常に重要であることを認識しなければいけない。チームスタッフには日常の診療に加え、より良い医療を行うためには学術的な活動がいかに重要であるかを説明し、より良い職場環境を構築しなければならない。
　私は、日常診療で常に「なぜ、良くならないのか」「なぜ、良くなったのか」との問いかけをしている。そうすることで新しい発見ができ、それを学術的にまとめ、報告してきた。
　学術的活動を行うことによりチームスタッフとの学術的交流ができ、医療の質は向上し、チームをまとめることに役立つものと思われる。

4　一緒に夢をみて頑張りましょう

　今まで示してきたように、様々なリーダー像がある。

　目標に向かってぐいぐいとチームを引っ張るタイプ、チームの仲間と相談しながらチームをまとめる調整タイプ、メンバーの要望を兼ね得られるように個別に対応するタイプなど。様々な方法論はともあれ、その根底には同じ夢をみて、共にその夢に向かって頑張っていこうとの熱い思いを持つことがチームリーダーには必要ではないだろうか。**チームリーダーの置かれている立場、能力により見る夢はいろいろだが、自分にあった夢を見つけてほしい。**

　私は不本意ながら、地方病院の脳神経外科部長となった。しかし気落ちせず、赴任先でできることを模索し、チームの仲間を魅了する仕事を追求してきた。その結果、私は最先端医療に加え、時代遅れと言われそうな身体に触れる診療を導入し、チームをまとめるバックボーンを得ることができた。仲間と作り上げた診療体系を世に広げたいとの夢に向かって、今後も精進したいと思っている。

お世話になった
チームリーダーとチームの仲間に感謝

　順風満帆ではなかった私のチームリーダーとしての足跡をたどりながら、戸惑いと抵抗を感じながらの、この本の出版だった。チームリーダーとしては不適であると思い、悪戦苦闘で歩んできた過去を振り返りながら、きっと、多くの医師のリーダーたちも同じような悩みを抱えながらチームをまとめているものと思った。

　私は「病気で辛い思いをしている患者の力になりたい」と医師を志し念願の医師になれたが、諸般の事情で当初の目標であった癌の研究の夢は絶たれた。

　自他ともに脳神経外科医には向いていないと思われていた中、北大脳神経外科初代教授であった都留美都雄先生にあこがれ脳神経外科の道に入ってしまった。案の定、多くの試練が邪魔をし、他の科に移ることも考えたが、ある指導者の一言で自分のライフワークとなる仕事を見つけることができた。

　また、不本意ながらも地方病院脳神経外科のチームリーダーを任せられ、悪戦苦闘の連続の中でも、現在では小さいながら脊髄末梢神経外科のチームリーダーとしてチームをまとめられるようになった。本書へ記載した内容は、私が大きな組織に所属する医師ではなく、地方の勤務医であるからこそ、賛同いただける点もあるかと思う。

現在、私は〈私のライフワークに共鳴したチームスタッフ〉と共に私のライフワークを継続、発展させている。今に至るまでチームリーダーとして継続して仕事ができているのは、私のライフワークを見つけてくれた上司と、私と価値観を共有してくれたチーム仲間のおかげである。これからも、より一層チームや仲間のために力を尽くしたいと思っている。

　チームリーダーは様々な能力が試されるが、何はともあれ強い信念と忍耐強さが必要である。さらにチームリーダーを継続するには、チームリーダーを信じて共に歩んでくれる仲間の存在が不可欠である。本書を参考にして決して驕らず、是非とも仲間に感謝しながら、チームリーダーへの道を歩んでいただきたい。

　本書の出版に際して尽力いただいた金芳堂の藤森祐介氏に心よりお礼を述べたいと思います。最後に、北大脳神経外科入局時の教授であった故都留美都雄先生と私を脊髄外科の道に誘ってくれた故岩崎嘉信先生に本書を捧げたいと思います。

以下に掲載したPOINTは私自身の経験則に基づく教訓であり、
チームをまとめるときの参考にしていただければと思います。

POINT

- 特に研修医に対しては、大局的な視点で我慢強く接すること
- スタッフの得意分野を伸ばすサポートを惜しみなくすること
- スタッフとは適度は距離感を保つこと（時には子離れも大切）
- スタッフの長所を見つけて伸ばすように努めること
- チームに勧誘する時は「共に頑張ろう」という思いを伝えよう
- チームから離れる時は「温かい励まし」も忘れずに
- チームリーダーはライフワークを持つことも必要
- チームリーダーは与えられた環境下で最善を尽くすこと
- チームに勧誘する時は「あなたが必要である」という思いをしっかり伝えよう
- 仲間・スタッフに対する感謝の心を大事にしよう
- チームの核となってサポートしてくれる片腕を見つけることも大切
- チームリーダーには「多様性」を許容する度量も必要
- チームリーダーの「あきらめない姿勢」はチームの結束力を高める
- 信頼関係に基づいた「仕事をしやすい環境」をつくることもチームリーダーの役割である
- まずチームを良い方向へ導くための理念とプランを明確にすること
- チームリーダーの器（うつわ）は仲間と共に大きくなる（チームリーダーの専門領域を超えるチームを目指そう）

- 常にバーンアウトの可能性に注意する
  （バリバリ働いている医師であっても油断しない）
- チームリーダーの顔色だけを窺うようなチームにしてはならない
- 医師とコメディカルの関係性を取り持つこともチームリーダーの役割である
- 論文の作成・投稿という過程は、チームをまとめる強力なツールになりえる
- 得意分野を見つけて適材適所に配置することはチームリーダーの役割である
- チームに馴染めない医師がいることも認めて、それを受け入れること
- チームのメンバーになってくれた仲間には"来てくれてありがとう"という感謝の気持ちをしっかりと伝えよう！
- チームスタッフが習得したくなるような仕事を与えよう！
- スタッフを褒めて、自信を持たせる教育をしよう！
- 研修医に〈研修後の医師生活を豊かにするもの〉を与えよう！
- 研修医に次の研修医をリクルートしてもらえるような魅力的な研修体制を構築する
- チームスタッフがつながりをもてるような場を提供する
- チームリーダーもスタッフもお互いウィン‐ウィンの関係を目指す

略歴

井須 豊彦（いす とよひこ）

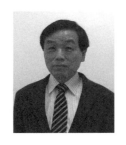

出生地：北海道
所　　属：釧路ろうさい病院 脳神経外科 部長
　　　　　末梢神経外科センター長
　　　　　富山大学客員教授

昭和48年 9 月	北海道大学医学部卒業
昭和48年10月	北大脳神経外科入局
昭和50年 4 月	旭川赤十字病院脳神経外科研修
昭和51年 4 月	北大神経内科研修
昭和51年10月	秋田脳血管研究センター放射線科研修
昭和54年10月	苫小牧市立病院脳神経外科勤務
昭和56年 5 月	北海道大学歯学部放射線科助手
昭和57年 4 月	室蘭日鋼記念病院脳神経外科
昭和58年 4 月	北海道大学医学部脳神経外科助手
昭和60年 4 月	北海道大学医学部脳神経外科講師
昭和61年10月	アメリカフロリダ大学脳神経外科留学
平成元年10月	釧路労災病院脳神経外科部長
平成25年 4 月	末梢神経外科センター長を兼任
平成27年 4 月	富山大学客員教授を兼任
現在に至る	

脊椎脊髄外科ならびに末梢神経外科の専門医．近年，画像ではわからない末梢神経外科治療に専念．とくに腰痛を呈する殿皮神経障害に対する新しい手術法を開発．「医師，患者双方が納得する医療が大切」という信念のもと，各地で市民向けの医療講演会を開催し，病気の啓蒙活動を積極的に行っている．

関係役職

日本脳神経外科学会認定	専門医
日本脊髄外科学会認定	指導医
末梢神経の外科研究会	代表世話人

著書

1) 井須豊彦,金景成,編著.プロフェショナルが伝えるしびれ外来.中外医学社.東京.2021

2) 井須豊彦,監修.首肩腕の痛みとしびれ　治療大全.講談社.東京.2021

3) 井須豊彦,金景成,監修.坐骨神経痛　完全図解.Ｘ　Knowledge社.東京.2021

4) T.Isu , K.Kim (Eds.) . Entrapment Neuropathy of the Lumbar Spine and Lower Limbs. Springer , 2021

5) 井須豊彦,磯部正則,金景成.編著.釧路労災病院脳神経外科脊髄末梢神経外科グループの業績集.釧路.2019

6) 井須豊彦,金景成,編著.しびれ痛みのQ&A改定2版.中外医学社.東京.2017

7) 井須豊彦,金景成,編著.超入門.手術で治すしびれと痛み.絞扼性末梢神経障害の診断・手術.メディカ出版.大阪.2016

8) 井須豊彦,金景成,編著.触れてわかる腰痛診療―画像でわからない痛みをみつけて治療する―.中外医学社.東京.2015

9) 井須豊彦,金景成.編著.クリニカルスタッフのためのしびれ・痛み診療と薬物治療.中外医学社.東京.2014

10) 井須豊彦,金景成.編著.画像ではわからないしつこい腰の痛みを治す本.講談社,東京.2013

11) 井須豊彦,金景成.編著.痛み,しびれがつらい患者さんへの看護―チームで取り組む脳神経外科,整形外科の実践.照林社,東京.2013

12) 井須豊彦,監修.画像ではわからないしつこい腰の痛みを治す本.健康ライブラリーイラスト.講談社.東京.2013

13) 井須豊彦,監修.首・肩・腕の痛みとしびれをとる本.健康ライブラリーイラスト.講談社.東京.2012

14) 井須豊彦,編著.痛み,しびれの脊椎脊髄外科―治療の効果とレビュー.メジカルビュー社.東京.2012

15) 井須豊彦,編著.しびれ,痛みの外来診療―そのポイントとコツを教えます.中外医学社.東京.2012

16) 井須豊彦,編著.しびれ,痛みの外来Q&A―脊椎脊髄外来の疑問に答える.中外医学社.東京.2010

17) 井須豊彦,編著.脊椎脊髄手術―これが私の手術法.三輪書店.東京.2007

HP: http://t-isu2004.la.coocan.jp/

医師がチームリーダーになったら読む本
Dr.いすのチームリーダー養成塾

2023年3月10日　第1版　第1刷　©

著　者　　　井須豊彦　ISU, Toyohiko
発行者　　　宇山閑文
発行所　　　株式会社金芳堂
　　　　　　〒606-8425 京都市左京区鹿ケ谷西寺ノ前町34番地
　　　　　　振替　01030-1-15605
　　　　　　電話　075-751-1111（代）
　　　　　　https://www.kinpodo-pub.co.jp/
組版・装丁　HON DESIGN
イラスト　　間宮理恵
印刷・製本　モリモト印刷株式会社

落丁・乱丁本は直接小社へお送りください. お取替え致します.

Printed in Japan
ISBN978-4-7653-1938-6